现代中医临床高级参考书

中医各家学说教学参考书

张锡纯用药心法丛书

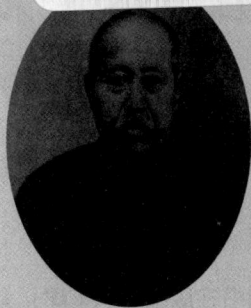

张锡纯

用赭石

主编 李成文

中国健康传媒集团

中国医药科技出版社

内 容 提 要

　　本书汇集张锡纯临证应用赭石的理、法、方、药、医案与医话，辑赭石方剂 42 首，医案近 200 则，医案涉及内、外、妇、儿等 50 余种病证。可作为中医各家学说辅导参考用书，也适合临床、文献研究者对张锡纯使用的药物进行专题研究参考之用，更适合中医各科临床工作者、中医爱好者系统研究学习张锡纯用药经验之用。

图书在版编目（CIP）数据

　　张锡纯用赭石 / 李成文主编 . — 北京：中国医药科技出版社，2016.10（2024.8 重印）

　　（张锡纯用药心法丛书）

　　ISBN 978-7-5067-8685-0

　　Ⅰ . ①张… Ⅱ . ①李… Ⅲ . ①赭石 - 中药疗法 Ⅳ . ① R282.76

　　中国版本图书馆 CIP 数据核字（2016）第 216674 号

美术编辑　陈君杞

出版	**中国健康传媒集团** | 中国医药科技出版社
地址	北京市海淀区文慧园北路甲 22 号
邮编	100082
电话	发行：010 - 62227427　邮购：010 - 62236938
网址	www.cmstp.com
规格	710 × 1000mm $\frac{1}{16}$
印张	11 $\frac{3}{4}$
字数	130 千字
版次	2016 年 10 月第 1 版
印次	2024 年 8 月第 2 次印刷
印刷	北京印刷集团有限责任公司
经销	全国各地新华书店
书号	ISBN 978-7-5067-8685-0
定价	**28.00** 元

获取新书信息、投稿、为图书纠错，请扫码联系我们。

编 委 会

主　编　李成文

副主编　卫向龙

编　委　李成文　卫向龙　吴　璇　张彩丽

前　言

　　张锡纯（1860~1933 年）是清末民初著名医学家，学验俱丰。其从 1918~1933 年用 15 年时间，总结自己学习、研究中医的心得体会与临床经验，编纂完成《医学衷中参西录》。内容包括医方、病证、药解、医论、医话随笔、其他六大部分，还有大量详细记录其临证精华的医案夹杂其中。该书重视理论，阐发配伍，详述医案，活用经方，化裁古方，创制新方，擅长小方，精研药性，强调生用，善投大剂，喜用对药，注重用法，一经问世，即洛阳纸贵，对后世产生了巨大的影响。

　　《医学衷中参西录》采用方中夹案、病中夹案、药中夹案、论中夹案、医话随笔中夹案，方后附案、病后附案、药后附案、论后附案、医话随笔后附案，案中论方、案中论药、案中论病、案中论理，方中论病、方中论理、方中论药，药中论理、药中论方、药中论病、药后附案，论中论药、论中论方、论中论病、论中夹案、论后附案，杂谈随笔其他中论理、杂谈随笔其他中论方、杂谈随笔其他中论药、杂谈随笔其他中夹案、杂谈随笔其他中附案等编写方法，撰写时间跨度长达 15 年，体例不一，随写随刊，分五次出版，这导致同一内容分散于多个篇章，给后人系统阅读和掌握张锡纯的学术思想与临证用药心法带来了诸多不便。

　　本丛书共 10 本，其中 9 本分别从赭石、人参、山药、山茱萸、黄芪、桂（桂枝、肉桂）、赭石、姜、龙牡（龙骨、牡蛎）的角度，以药为纲，以点带面，将同一味中药在张锡纯行医的不同时期、分散在书中不同位置的相关应用收集到一起，包括功效、用法、配伍、相关方剂和医案，以期通过专药专题的形式学习张锡纯用药经验，实现对《医学衷中参西录》一书的全面梳理和学习。另外 1 本《张锡纯用小方》是以方为纲，以临证医案为核心，系统地总结了张锡纯用小方思路的特色，有利于学习与掌握其应用小方的配伍规律与用药经验。希望这种重构类编性质的编排方式，能够帮助读者对经典著作《医学衷中参西录》有一个清晰、系统、全面地认识，从而更好地学习和继承。

丛书遵从以经解经，内容完全出自《医学衷中参西录》一书，最大限度地反映张锡纯本人的经验论述，不添加任何现代人的观点和评价，希望读者读来能有原汁原味、酣畅淋漓的感觉。另外，凡入药成分涉及国家禁猎和保护动物的（如犀角、虎骨等），为保持古籍原貌，原则上不改。但在临床运用时，应使用相关的替代品。

本书是作者在长期研读《医学衷中参西录》及编纂《中医学术流派医案·张锡纯医案》的基础上，对张锡纯临证应用赭石的理、法、方、药、医案与医话等进行全面梳理，分类归纳，总结药性功效，配伍规律，汇录方剂，集腋医案，纂成本书，五易其稿。以药为纲，以方为目，以临证医案为核心，涵盖内、外、妇、儿各科疾病。系统总结了张锡纯应用赭石的临证经验与心得，对进一步挖掘中医学宝库、提高临床疗效、发扬光大中医学具有重要的现实意义和深远的历史意义。

承蒙中国医药科技出版社、《中医各家学说》精编教材编委会、中华中医药学会名医学术思想研究分会的大力支持，使本书得以付梓。

限于作者水平，不当之处敬请斧正。

李成文

于 2016 年孟夏

编写说明

1.药效与用法，包括性味、归经、功效、主治、配伍、剂量、用法、禁忌等。

2.方剂分为组成、主治、加减、用法、方论等，按音序排列。方论涵盖经论、病机阐发、辨证思路、方义分析、用药心得、药药配伍、药方配伍、中西药配伍、药药鉴别、方方鉴别、证证鉴别、前人用药得失评价等。对少数没有方名的方剂根据具体情况给予新的方名，所加内容均注明"编者注"，以示区别。原方剂组成中无赭石者，若随证加减中，应用赭石极具特色者，也酌情选用。医案及论述中所用方剂没有药物组成者，为方便对原文的理解，均用括号注明原方剂药物组成、煎煮与应用方法、主治病证等。

3.医案，汇集《医学衷中参西录》中全部应用赭石的医案，包括张氏所治医案、其子与门徒所治医案、指导他人用药医案、他人用其方药所治医案，及张氏摘录历代名医应用赭石的医案。非张氏所治医案均在案末注明"本案为他人所治，编者注"。出自不同章节的同一医案只取其一，于案后注明另一医案的出处，便于读者相互合参，有利于掌握其处方用药特点。

张锡纯用赭石医案按内科、妇科、儿科、外科、五官科分类，14岁及以下归入儿科。内科医案按肺病、心病、脾胃病、肝胆病、肾病、其他杂病排序；妇科医案按月经病、妊娠病、产后病、杂病排序；儿科医案参考内科排序；外科病医案收录有疮疡一证。

所有选录内容全部出自《医学衷中参西录》，只对原文归纳综合，并标明出处，不妄评其内容，使其能尽量原汁原味地反映张锡纯临证应用赭石的心得。

4. 对于必须要说明的问题，采用加编者注的形式用括号标注。

本书李成文及吴璇、张彩丽编写前言、编写说明、第一章、第二章，计 5 万字，卫向龙编写第三章，计 8 万字。李成文通审全稿。

编　者

2016 年孟夏

目 录

第一章 药效与用法 ……………………………… 1

  第一节 药性功效 …………………………… 1

  第二节 配伍 ………………………………… 6

    一、中药配伍 …………………………… 6

    二、中西药配伍 ………………………… 13

    三、疾病配伍 …………………………… 13

  第三节 用法 ………………………………… 15

    一、赭石生用 …………………………… 15

    二、用药剂量 …………………………… 16

    三、赭石禁忌 …………………………… 17

第二章 方剂 ……………………………………… 20

    安魂汤 …………………………………… 20

    安胃饮 …………………………………… 20

    保元寒降汤 ……………………………… 21

    保元清降汤 ……………………………… 22

    补络补管汤 ……………………………… 23

    参赭镇气汤 ……………………………… 23

    大顺汤 …………………………………… 24

    大陷胸汤方 ……………………………… 26

荡痰加甘遂汤 ……………………………… 27

荡痰汤 ……………………………………… 28

荡胸汤 ……………………………………… 28

寒降汤 ……………………………………… 29

急救回阳汤 ………………………………… 32

加味磁朱丸 ………………………………… 32

建瓴汤 ……………………………………… 34

健胃温降汤 ………………………………… 34

醴泉饮 ……………………………………… 35

龙蚝理痰汤 ………………………………… 36

秘红丹 ……………………………………… 36

治荡漾病方 ………………………………… 37

平胃寒降汤 ………………………………… 37

起痿汤 ……………………………………… 39

清降汤 ……………………………………… 39

温降汤 ……………………………………… 39

息风汤 ……………………………………… 40

泻肝降胃汤 ………………………………… 41

旋覆代赭石汤 ……………………………… 41

养脑利肢汤 ………………………………… 43

赭遂攻结汤 ………………………………… 43

镇冲降胃汤 ………………………………… 44

镇风汤 ……………………………………… 44

镇肝息风汤 ………………………………… 45

镇逆承气汤 ………………………………… 46

镇逆汤 ……………………………………… 46

镇摄汤 ……………………………………… 46

治喘证方 1 ………………………………… 47

治喘证方 2 ………………………………… 48

治喘证方 3 ………………………………… 48

治结胸方 ……………………………………… 49

滋培汤 …………………………………………… 49

滋阴清降汤 ……………………………………… 50

治痫风方 ………………………………………… 51

第三章 医 案 …………………………………… 52

第一节 内科医案 ……………………………… 52

伤寒 ……………………………………………… 52

温病 ……………………………………………… 52

咳嗽 ……………………………………………… 65

喘证 ……………………………………………… 68

肺痨 ……………………………………………… 74

心悸 ……………………………………………… 75

胸痹 ……………………………………………… 76

不寐 ……………………………………………… 77

神昏 ……………………………………………… 80

痫证 ……………………………………………… 82

狂证 ……………………………………………… 83

痞满 ……………………………………………… 86

呕吐 ……………………………………………… 90

呃逆 ……………………………………………… 98

噎膈 ……………………………………………… 98

反胃 ……………………………………………… 103

腹痛 ……………………………………………… 103

腹胀 ……………………………………………… 106

便秘 ……………………………………………… 106

肠结 ……………………………………………… 111

黄疸 ……………………………………………… 111

头痛 ……………………………………………… 112

眩晕 ……………………………………………… 123

中风 ……………………………………………… 126

颤证 ……………………………………………… 131

水肿 ……………………………………………… 131

血证 ……………………………………………… 132

痰饮 ……………………………………………… 147

虚损 ……………………………………………… 147

疟病 ……………………………………………… 149

霍乱 ……………………………………………… 150

奔豚 ……………………………………………… 151

上盛下虚 ………………………………………… 152

脉弦硬 …………………………………………… 153

第二节　妇科医案 ……………………………… 153

闭经 ……………………………………………… 153

崩漏 ……………………………………………… 156

倒经 ……………………………………………… 156

妊娠恶阻 ………………………………………… 157

妊娠腹痛 ………………………………………… 159

妊娠便秘 ………………………………………… 160

产后呕吐 ………………………………………… 161

产后痞满 ………………………………………… 161

难产 ……………………………………………… 162

第三节　儿科医案 ……………………………… 164

温病 ……………………………………………… 164

呕吐 ……………………………………………… 168

中风 ……………………………………………… 168

血证 ……………………………………………… 169

喉痹 ……………………………………………… 170

第四节　外科医案 ……………………………… 171

疮疡 ………………………………………… 171

第五节 五官科医案 ………………………… 171

眼病 ………………………………………… 171

牙痛 ………………………………………… 172

第一章 药效与用法

第一节 药性功效

赭石色赤，氧气与铁化合之色也。其原质类铁锈，故与铁锈同色。铁锈研末服之，不妨肠胃，故赭石生研服之，亦于肠胃无损也。铁锈之生，层层作薄片，而赭石亦必层层作薄片。且其每片之两面，一面点点作凸形，一面点点作凹形者，方为真赭石。故有钉头赭石及龙眼赭石之名。（《医学衷中参西录·治喘息方·参赭镇气汤》）

赭石色赤，性微凉。能生血兼能凉血，而其质重坠，又善镇逆气，降痰涎，止呕吐，通燥结，用之得当能建奇效。其原质为铁养化合而成，其结体虽坚而层层如铁锈（铁锈亦铁氧化合），生研服之不伤肠胃，即服其稍粗之末亦与肠胃无损。且生服则氧气纯全，大能养血，故《神农本草经》谓其治赤沃漏下；《日华》（指《日华子本草》，编者注）谓其治月经不止也。若煅用之即无斯效，煅之复以醋淬之，尤非所宜。且性甚和平，虽降逆气而不伤正气，通燥结而毫无开破，原无需乎煅也。其形为薄片，迭迭而成，一面点点作凸形，一面点点作凹形者，方堪入药。（《医学衷中参西录·赭石解》）

生赭石压力最胜，能镇胃气、冲气上逆，开胸膈，坠痰涎，止呕吐，通燥结，用之得当，诚有捷效。虚者可与人参同用。（《医学衷中参西录·治喘息方·参赭镇气汤》）

赭石能降胃平肝，镇安冲气。其下行之力，又善通大便燥结而毫无开破之弊。方中（生赭石两半，怀牛膝一两，生怀山药六钱，生怀地黄六钱，天冬六钱，玄参五钱，生杭芍五钱，生龙齿五钱，生石决明五钱，茵陈钱半，甘草钱半。编者注）重用两半者，因此证大便燥结过甚，非服药不能通下也。盖大便不通，是以胃气不下降，而肝火之上升冲气之上冲，又多因胃气不降而增剧。是治此证者，当以通其大便为要务，迨服药至大便自然通顺时，则病愈过半矣（这是张锡纯在分析天津一区，李氏妇，年过三旬，得脑充血头疼证案方剂配伍规律时所言，详参赭石医案。编者注）。(《医学衷中参西录·脑充血门·脑充血头疼》)

赭石重坠止呕吐。(《医学衷中参西录·复李祝华书》)

降胃之药莫如赭石，此愚治吐衄恒用之药也。(《医学衷中参西录·血病门·吐血证》)

是以方中（生怀山药一两，大甘枸杞八钱，生赭石六钱，玄参五钱，北沙参五钱，生杭芍五钱，酸枣仁四钱，生麦芽三钱，生鸡内金钱半，茵陈钱半，甘草二钱。编者注）重用赭石以降胃镇肝，即以治大便燥结，且其色赤质重，能入心中，引心阳下降以成寐，若更佐以龙骨、牡蛎诸收敛之品以镇安精神，则更可稳睡。……赭石与山药并用，其和胃降胃之力实优于半夏、秫米，此乃取古方之义而通变化裁，虽未显用古方而不啻用古方也。
(《医学衷中参西录·不寐病门·心虚不寐》)

曾单用赭石数两，治呕吐兼结证上下不通(《医学衷中参西录·复相臣哲嗣毅武书》)

又如赭石原铁氧化合，其重坠凉镇之力最善降胃止血，且又能生血分，毫不伤气分。至药房中所鬻之赭石，必煅以煤火，则铁氧分离即不能生血，且更淬之以醋，转成开破之性，多用之即可令人泄泻。(《医学衷中参西录·例言》)

赭石又能降胃气以通大便也。(《医学衷中参西录·虚劳喘嗽门·盛劳证阳亢阴亏》)

愚用石膏治大便之因热燥结者实多次矣，或单用石膏细末，或少佐以赭石细末，莫不随手奏效，为此次［指所治便秘医案：一人年近四旬，身形素强壮，时当暮春，忽觉心中发热，初未介意，后渐至大小便皆不利，屡次延医服药，病转加剧，腹中胀满，发热益甚，小便犹滴沥可通，而大便则旬余未通矣。且又觉其热上逆，无论所服何药，下咽即吐出，因此医皆束手无策。后延愚为诊视，其脉弦长有力，重按甚实，左右皆然，视其舌苔厚而已黄，且多芒刺，知为伏气化热。因谓病者曰：欲此病愈非治以大剂白虎汤不可。病者谓：我未受外感，何为服白虎汤？答曰：此伏气化热证也。盖因冬日或春初感受微寒，未能即病，所受之寒伏藏于三焦脂膜之中，阻塞升降之气化，久而生热，至春令已深，而其所伏之气更随春阳而化热，于斯二热相并，而脏腑即不胜其灼热矣。此原与外感深入阳明者治法相同，是以宜治以白虎汤也。病者闻愚言而颔之，遂为开白虎汤方，方中生石膏用三两，为其呕吐为加生赭石细末一两，为其小便不利为加滑石六钱，至大便旬余不通，而不加通大便之药者，因赭石与石膏并用，最善通热结之大便也。俾煎汤一大碗，徐徐温饮下，服后将药吐出一半，小便稍通，大便未通下。翌日即原方将石膏改用五两，赭石改用两半，且仿白虎加人参汤之义，又加野台参三钱，复煎汤徐徐温饮下，仍吐药一半，大便仍未通下。于是变汤为散，用生石膏细末一两，赭石细末四钱和匀，为一日之量，鲜白茅根四两煎汤，分三次将药末送服，服后分毫未吐，下燥粪数枚，小便则甚畅利矣。翌日更仿白虎加人参汤之义，又改用野党参（古之人参生于上党，今之党参即古之人参也。然此参人工种者甚多，而仍以野山自生者为贵）五钱，煎汤送服从前药末，又下燥粪数枚，后或每日如此服药，歇息一日不服药，约计共服生石膏细末斤许，下燥粪近百枚，病始霍然痊愈。其人愈后，饮食增加，脾胃分毫无伤，则石膏之功用及石膏之良善可知矣。编者注］所用石膏末最多，故特志之。（《医学衷中参西录·深研白虎汤之功用》）

诚以赭石重坠之力，能引痰火下行，俾心脑相通之路毫无滞碍，则脑中元神，心中识神自能相助为理，而不至有神明瞀乱之时也。（《医学衷中参西录·赭石解》）

头疼之证，西人所谓脑气筋病也。然恒可重用赭石治愈。（《医学衷中参西录·赭石解》）

历观以上诸治验案，赭石诚为救颠扶危之大药也。乃如此良药，今人罕用，间有用者，不过二三钱，药不胜病，用与不用同也。且愚放胆用至数两者，非鲁莽也。诚以临证既久，凡药之性情能力及宜轻宜重之际，研究数十年，心中皆有定见，而后敢如此放胆，百用不至一失。且赭石所以能镇逆气，能下有形瘀滞者，以其饶有重坠之力，于气分实分毫无损。况气虚者又佐以人参，尤为万全之策也。其药虽系石质，实与他石质不同，即未经火煅，为末服之，亦与肠胃无伤。此从精心实验而知，故敢确凿言之。(《医学衷中参西录·治喘息方·参赭镇气汤》)

医者救危险将脱之证喜用人参，而喻嘉言谓气若上脱，但知重用人参转令人气高不返，必重用赭石辅之始能奏效，此诚千古不磨之论也。(《医学衷中参西录·温病门·温病兼大气下陷》)

人之廉于饮食者，宜补以健脾之药，而纯用健补脾脏之品，恒多碍于胃气之降，致生胀满，是以补脾者宜以降胃之药佐之，而降胃之品又恒与气分虚弱者不宜。惟赭石性善降胃，而分毫不伤气分，且补药性多温，易生浮热，赭石性原不凉，而能引热下行（所以诸家本草多言其性凉）。是以愚习用赭石，不但以之降胃也，凡遇有虚热之证，或其人因热痰嗽，或其人因热怔忡，但问其大便不滑泻者，方中加以赭石，则奏效必速也。(《医学衷中参西录·赭石解》)

《内经》厥论篇谓"阳明厥逆衄呕血"，此阳明指胃腑而言也。盖胃腑以熟腐水谷，传送饮食为职，其中气化，原以息息下行为顺。乃有时不下行而上逆，胃中之血亦恒随之上逆。其上逆之极，可将胃壁之膜排挤破裂，而成呕血之证；或循阳明之经络上行，而成衄血之证。是以《内经》谓"阳明厥逆衄呕血"也。由此知无论其证之或虚或实，或凉或热，治之者，皆当以降胃之品为主。而降胃之最有力者，莫赭石若也，故愚治吐衄之证，方中皆重用赭石，再细审其胃气不降之所以然，而各以相当之药品辅之。(《医学衷中参西录·论吐血衄血之原因及治法》)

仲景《伤寒论》有旋覆代赭石汤，原治伤寒汗、吐、下解后，心下痞硬，噫气不除。周扬俊、喻嘉言皆谓，治膈证甚效。拙拟此方（指参赭培气汤，编者注），重用赭石，不用旋覆花者，因旋覆花《本经》原言味咸，今坊间所鬻旋覆花，苦而不咸，用之似无效验。惟邑武帝台为汉武帝筑台望海之处，地多咸卤，周遭所产旋覆花，大于坊间鬻者几一倍，其味咸而兼辛，以治膈食甚效，诚无价之良药也。夫植物之中，含咸味者甚少，惟生于咸卤之地，故能饶有咸味，与他处产者迥异。为僻在海滨，无人采取购买，其处居民亦不识为药物（俗名六月兰），但取其作柴，惜哉！（《医学衷中参西录·治膈食方·参赭培气汤》）

阳明胃气以息息下行为顺。为其息息下行也，即时时借其下行之力，传送所化饮食达于小肠，以化乳糜，更传送所余渣滓，达于大肠，出为大便。此乃人身气化之自然，自飞门以至魄门，一气运行而无所窒碍者也。乃有时胃气不下行而转上逆，推其致病之由，或因性急多怒，肝胆气逆上干；或因肾虚不摄，冲中气逆上冲，而胃受肝胆冲气之排挤，其势不能下行，转随其排挤之力而上逆。迨至上逆习为故常，其下行之能力尽失，即无他气排挤之时，亦恒因蓄极而自上逆。于斯饮食入胃不能传送下行，上则为胀满，下则为便结，此必然之势也。而治之者，不知其病因在胃腑之气上逆不下降，乃投以消胀之药，药力歇而胀满依然。治以通便之剂，今日通而明日如故，久之兼证歧出，或为呕哕，或为呃为逆，或为吐衄，或胸膈烦热，或头目眩晕，或痰涎壅滞，或喘促咳嗽，或惊悸不寐，种种现症头绪纷繁，则治之愈难。即间有知其致病之由在胃气逆而不降者，而所用降胃之药若半夏、苏子、蒌仁、竹茹、厚朴、枳实诸品，亦用之等于不用也。

而愚数十年经验以来，治此证者不知凡几，知欲治此证非重用赭石不能奏效也。盖赭石对于此证，其特长有六：

其重坠之力能引胃气下行，一也；既能引胃气下行，更能引胃气直达肠中以通大便，二也；因其饶有重坠之力，兼能镇安冲气使不上冲，三也；其原质系铁氧化合，含有金气，能制肝木之横恣，使其气不上干，四也；为其原质系铁氧化合，更能引浮越之相火下行（相火具有电气，此即铁能引电之理），而胸膈烦热、头目眩晕自除，五也；其力能降胃通便，引火下行，而性非寒凉开破，分毫不伤气分，因其为铁养化合转能有益于血分（铁氧化合同于铁锈，故能补血中之铁锈），六也，是以愚治胃气逆而不降之证，恒但重用赭石，即能随手奏效也。(《医学衷中参西录·论胃气不降治法》)

盖赤石脂为末送服，可代赭石以降胃镇冲，而又有固涩下焦之力，故服后不复滑泻也。(《医学衷中参西录·肠胃病门·反胃吐食》)

第二节　配伍

一、中药配伍

人参之性补而兼升，以治上脱，转有气高不返之虞。喻嘉言《寓意草》中论之甚详。惟与赭石同用，始能纳气归根。(《医学衷中参西录·治阴虚劳热方·既济汤》)

参之性补而微升，惟与赭石并用，其补益之力直达涌泉。况咳喘之剧者，其冲胃之气恒因之上逆，赭石实又为降胃镇冲之要药也。(《医学衷中参西录·虚劳喘嗽门·肺痨喘嗽遗传性证》)

夫赭石之原质，为铁氧化合，其性原甚和平，矧又重用人参、当归以驾驭之，虽用至二两，亦何危险之有哉。(《医学衷中参西录·论难产治法》)

仲景旋覆代赭石汤，赭石、人参并用，治"伤寒汗、吐、下解后，心下痞硬，噫气不除"。参赭镇气汤中，人参借赭石下行之力，挽回将脱之元气，以镇安奠定之，亦旋覆代赭石汤之义也。(《医学衷中参西录·治喘息方·参赭镇气汤》)

人参为补气主药，实兼具上升之力。喻嘉言谓：气虚欲上脱者专用之转气高不返。是以凡喘逆之证，皆不可轻用人参，惟重用赭石以引之下行，转能纳气归肾，而下焦之气化，遂因之壮旺而固摄。此方中人参、赭石并用，不但欲导引肺气归肾，实又因其两尺脉虚，即借以培补下焦之气化也。(《医学衷中参西录·虚劳喘嗽门·肺痨喘咳》)

或问：参、芪、术皆为补气之品，予独谓其不能补助元气，是服之于元气毫无益乎？答曰：参、芪、术诸药皆补助后天气化之品，故救元气之将脱，但服补气药不足恃(喻嘉言谓：若气上脱者，但知重用人参，转令气高不返)，惟以收敛之药为主，若萸肉、龙骨、牡蛎之类，而以补气之药辅之。其上脱者，宜辅以人参、赭石(人参得赭石能引气下行)。(《医学衷中参西录·元气诠》)

有气海元气虚损，不能固摄下焦气化，致元阳因之浮越者，其脉尺弱寸强，浮大无根。其为病，或头目眩晕，或面红耳热，或心热怔忡，或气粗息贲。宜治以净萸肉、生山药各一两，人参、玄参、代赭石、生龙骨、生牡蛎各五钱。心中发热者，酌加生地黄、天冬各数钱。补而敛之，镇而安之，元阳自归其宅也。方中用赭石者，因人参虽饶有温补之性，而力多上行，与赭石并用，则力专下注，且赭石重坠之性，又善佐龙骨、牡蛎以潜阳也。(《医学衷中参西录·论火不归原治法》)

按：此等证，当痰火气血上壅之时，若人参、地黄、山药诸药，似不宜用，而确审其系上盛下虚，若《扁鹊传》所云云者，重用赭石以辅之，则其补益之力直趋下焦，而上盛下虚之危机旋转甚速，莫不随手奏效也。(《医学衷中参西录·赭石解》)

盖气上逆者，乃冲气之上冲，用赭石以镇之，芡实以敛之，冲气自安其宅也。(《医学衷中参西录·治喘息方·参赭镇气汤》)

至寒温之证，不至结胸及心下满闷，惟逆气挟胃热上冲，不能饮食，并不能受药者，宜赭石与清热之药并用。(《医学衷中参西录·赭石解》)

是以愚用承气汤时，大黄、芒硝恒皆用至七八钱，厚朴、枳实不过用二钱。或仿调胃承气汤之义，皆减去不用，外加生赭石细末五六钱，

其攻下之力不减大承气原方，而较诸原方用之实为稳妥也。(《医学衷中参西录·论大承气汤厚朴分量似差及变通法》)

夫人身之阴阳原相维系，即人身之气血相维系也。吐衄血者因阴血亏损，维系无力，原有孤阳浮越之虞，而复用独参汤以助其浮越，不但其气易上奔(喻嘉言谓，气虚欲脱者，但服人参转令气高不返)，血亦将随之上奔而复吐衄矣。是拙拟治吐衄方中，凡用参者，必重用赭石辅之，使其力下达也。(《医学衷中参西录·论吐血衄血之原因及治法》)

下有实寒，上有浮热之证，欲用温热之药以祛其寒，上焦恒格拒不受，惟佐以赭石使之速于下行，直达病所，上焦之浮热转能因之下降。(《医学衷中参西录·赭石解》)

牛膝，味甘微酸，性微温。原为补益之品，而善引气血下注，是以用药欲其下行者，恒以之为引经。故善治肾虚腰疼、腿疼，或膝疼不能屈伸，或腿痿不能任地，兼治女子月闭血枯，催生下胎。又善治淋疼，通利小便，此皆其力善下行之效也。然《别录》又谓其除脑中痛，时珍又谓其治口疮齿痛者何也？盖此等证，皆因其气血随火热上升所致，重用牛膝引其气血下行，并能引其浮越之火下行，是以能愈也。愚因悟得此理，用以治脑充血证，伍以赭石、龙骨、牡蛎诸重坠收敛之品，莫不随手奏效，治愈者不胜计矣。(《医学衷中参西录·牛膝解》)

方书治牙疼未见有用赭石、牛膝者，因愚曾病牙疼以二药治愈，后凡遇胃气不降致牙疼者，方中必用此二药。其阳明胃腑有实热者，又恒加生石膏数钱。(《医学衷中参西录·头部病门·牙疼》)

滑石，色白味淡，质滑而软，性凉而散。……若与赭石为末服之，善治因热吐血、衄血。(《医学衷中参西录·滑石解》)

愚曾拟有建瓴汤(生怀山药一两，怀牛膝一两，生赭石八钱，生龙骨六钱，生牡蛎六钱，生怀地黄六钱，生杭芍四钱，柏子仁四钱。编者注)方，重用赭石、牛膝以引血下行，而辅以清火、镇肝、降胃、敛冲之品，用之救人多矣。其脑中血管破裂不至甚剧者，皆可挽回也。(《医学衷中参西录·论

中医之理多包括西医之理沟通中西医原非难事》)

是以仆学医时，凡药皆自尝试，即毒若巴豆、甘遂，亦曾少少尝之。犹记曾嚼服甘遂一钱，连泻十余次后，所下者皆系痰水，由此悟为开顽痰之主药，惟后恶心欲吐，遂与赭石并用（赭石重坠止呕吐），以开心下热痰，而癫狂可立愈。(《医学衷中参西录·复李祝华书》)

如泻心汤方，若畏大黄之力稍猛，可去大黄，加三七以化瘀血、赭石以降胃镇冲。曾拟方用黄芩、黄连各三钱，赭石六钱，煎汤送服三七细末二钱。若不用黄连，而用瓜蒌仁六钱代之，更佳。(《医学衷中参西录·论治吐血衄血不可但用凉药及药炭强止其血》)

方书用石膏未有与赭石并用者，即愚生平用石膏亦未尝与赭石并用，恐其寒凉之性与赭石之重坠者并用，而直趋下焦也。然遇有当用之病则病当之，非人当之。有如此证，不重用石膏则阳明之大热不除，不重用赭石则上逆之冲气莫制，此所以并用之而无妨碍也。设若此证，但阳明热实而无冲气上逆，服此药后其大便即通下，或更至于滑泻。而阳明胃腑之热转难尽消，为其兼有冲气上逆，故必俟服之第二剂大便始能通下，此正所谓病当之，非人当之之明征也。(《医学衷中参西录·温病门·温病兼冲气上冲》)

又赭石重坠下行，似不宜与石膏并用，以其能迫石膏寒凉之力下侵也。而此证因大肠甚实，故并用〔指：沧县西河沿王媪，年七旬有一。于仲冬胁下作疼，恶心呕吐，大便燥结。服药月余，更医十余人，病寝加剧。及愚诊视时，不食者已六七日，大便不行者已二十余日。其脉数五至余，弦而有力，左右皆然。舌苔满布，起芒刺，色微黄。其心中时觉发热，偶或作渴，仍非燥渴。胁下时时作疼，闻食味则欲呕吐，所以不能进食，小便赤涩短少。此伤寒之热已至阳明之腑，胃与大肠皆实，原是承气汤证。特其脉虽有力，然自弦硬中见其有力，非自洪滑中见其有力（此阴虚火实之脉），且数近六至，又年过七旬，似不堪承气之推荡。而愚有变通之法，加药数味于白虎汤中，则呕吐与胁疼皆止，大便亦可通下矣。病家闻之，疑而问曰：先生之论诚善，然从前医者皆未言有外

第一章 药效与用法

9

感，且此病初起，亦未有头疼恶寒外征，何以竟成伤寒传腑之重症？答曰：此乃伏气为病也。大约此外感受于秋冬之交，因所受甚轻，所以不觉有外感，亦未能即病。而其所受之邪，伏于膜原之间，阻塞气化，暗生内热，遂浸养成今日之病。观此舌苔微黄，且有芒刺，岂非有外感之显征乎？病家似悟会，遂为疏方：生石膏两半，生山药一两，知母五钱，赭石五钱，川楝子五钱，生杭芍四钱，甘草二钱；煎汤两盅，分三次温服下。因其胁疼甚剧，肝木不和，但理以芍药、川楝，仍恐不能奏效，又俾用羚羊角一钱，另煎汤当茶饮之，以平肝泻热。当日将药服完，次晨复诊脉象已平，舌上芒刺已无，舌苔变白色，已退强半，胁疼亦大见愈，略思饮食，食稀粥一中碗，亦未呕吐，惟大便仍未通下。疏方再用天冬、玄参、沙参、赭石各五钱，甘草二钱，西药硫酸镁二钱（冲服），煎服后，大便遂通下，诸病皆愈。为其年高病久，又俾服滋补之药数剂，以善其后。按：此证之脉，第一方原当服白虎加人参汤，为其胁下作疼，所以不敢加人参，而权用生山药一两，以代白虎汤中之粳米，其养阴固气之力，又可以少代人参也。编者注］无妨，且不仅以之通燥结，亦以之镇呕逆也。(《医学衷中参西录·临证随笔》)

石膏为石质之药，本重坠且又寒凉，是以白虎汤中以石膏为主，而以甘草缓之，以粳米和之，欲其服后留恋于胃中，不至速于下行。故用石膏者，忌再与重坠之药并用，恐其寒凉侵下焦也，并不可与开破之药同用，因开破之药力原下行也。乃今因肝气胆火相并上冲，更激动冲气挟胃气上冲，且更有外感之热助之上冲，因致脏腑之气化有升无降，是以饮食与药至胃中皆不能存留，此但恃石膏之寒凉重坠原不能胜任，故特用赭石之最有压力者以辅之。此所以旋转脏腑中之气化，而使之归于常也。设非遇此等证脉，则石膏原不可与赭石并用也［这是张锡纯在所治温病医案的说明：刘秀岩，年三十二岁，住天津城北金钢桥西，小学教员，于季夏得温病，兼呕吐不受饮食。病因：学校与住宅相隔甚近，暑假放学，至晚仍在校中宿卧，一日因校中无人，其衾褥被人窃去，追之不及，因努力奔跑，周身出汗，乘凉歇息，遂得斯病。证候：心中烦热，周身时时汗出，自第二日，呕吐不受饮食。

今已四日，屡次服药亦皆吐出，即渴时饮水亦恒吐出。舌苔白厚，大便四日未行。其脉左部弦硬，右部弦长有力，一息五至。诊断：其脉左部弦硬者，肝胆之火炽盛也。右部弦长者，冲气挟胃气上冲也。弦长而兼有力者，外感之热已入阳明之腑也。此证因被盗怒动肝气，肝火上冲，并激动冲气挟胃气亦上冲，而外感之热又复炽盛于胃中以相助为虐，是以烦热汗出不受饮食而吐药吐水也。此当投以清热镇逆之剂。处方：生石膏（细末）二两，生赭石（细末）六钱，镜面朱砂（细末）五钱。和匀分作五包，先送服一包，过两点钟再送服一包，病愈即停服，不必尽剂。方用散剂不用汤剂者止呕吐之药丸散优于汤剂也。效果：服至两包，呕吐已愈，心中犹觉烦热。服至四包，烦热痊愈，大便亦通下矣。编者注]。(《医学衷中参西录·温病门·温病兼呕吐》)

身之气化，原左升右降，若但知用赭石降胃，不知用麦芽升肝，久之，肝气将有郁遏之弊，况此证之肝气原郁结乎？此所以方中（生赭石一两，生怀山药一两，天冬一两，寸麦冬六钱，清半夏四钱，碎竹茹三钱，生麦芽三钱，茵陈二钱，川续断二钱，生鸡内金二钱，甘草钱半。编者注）用赭石，即用麦芽，赭石生用而麦芽亦生用也。且诸家本草谓麦芽炒用者为丸散计也，若入汤剂何须炒用，盖用生者煮汁饮之，则消食之力愈大也。

或问：升肝之药，柴胡最效，今方中不用柴胡而用生麦芽者，将毋别有所取乎？答曰：柴胡升提肝气之力甚大，用之失宜，恒并将胃气之下行者提之上逆。曾有患阳明厥逆吐血者，初不甚剧。医者误用柴胡数钱即大吐不止，须臾盈一痰盂，有危在顷刻之惧，取药无及，适备有生赭石细末若干，俾急用温开水送下，约尽两半，其血始止，此柴胡并能提胃气上逆之明征也。况此证之胃气原不降乎？至生麦芽虽能升肝，实无妨胃气之下降，盖其萌芽发生之性，与肝木同气相求，能宣通肝气之郁结，使之开解而自然上升，非若柴胡之纯于升提也［这是张锡纯在治疗姚景仁肝郁胃逆证案后的说明。原案：姚景仁，住天津鼓楼东，年五十二岁，业商，得肝郁胃逆证。病因：劳心太过，因得斯证。证候：腹中有气，自下上冲，致胃脘满闷，胸中烦热，胁下胀疼，时常呃逆，间作呕吐。大便燥结，其脉左部沉细，右部则弦硬而长，大于左部数倍。诊断：此乃肝气郁结，冲气上冲，更迫胃气不降也。为肝气郁结，是以左脉沉细，为冲气上冲，是以右脉弦长，冲脉上隶阳明，其气上冲不已，易致阳明胃气不下降。此证之呕吐呃逆，胃脘满闷，胸间烦热，皆冲胃之气相并冲逆之明征也。其胁下胀疼，肝气郁结之明征也。其大便燥结者，因胃气原宜息息下行，传送饮食下为二便，今其胃气既不下降，是以大便燥结也。拟治以舒肝降胃安冲之剂。处方：生赭石一两，生怀山药一两，天冬一两，寸麦冬六钱，清半夏四钱，碎竹茹三钱，生麦芽三钱，茵陈二钱，川续断二钱，生鸡内金（黄色的捣）二钱，甘草钱半。煎汤一大盅，温服。方解：肝主左而宜升，胃主右而宜降，肝气不升则先天之气化不能由肝上达，胃气不降则后天之饮食不能由胃下输，此证之病根，正因当升者不升，当降者不降也。故方中以生麦芽、茵陈以升肝；生赭石、半夏、竹茹以降胃，即以安冲；用续断者，因其能补肝，可助肝气上升也；用生山药、二冬者，取其能润胃补胃，可助胃气下降也，用鸡内金者，取其能化瘀止疼，以运行诸药之力也。复诊：上方随时加减，连服二十余剂，肝气已升，胃气已降，左右脉均已平安，诸病皆愈。惟肢体乏力，饮食不甚消化，拟再治以补气健胃之剂。处方：野台参四钱，生怀山药一两，生赭石（轧细）六钱，天冬六钱，寸麦冬六钱，生鸡内金（黄色的捣）三钱，生麦芽三钱，甘草钱半。煎汤一大盅，温服。效果：将药煎服三剂，饮食加多，体力渐复。于方中加枸杞五钱，白术三钱，俾再服数剂，以善其后。编者注]。(《医学衷中参西录·气病门·肝气郁兼胃气不降》)

又甘遂之性，初服之恒可不作呕吐，如连日服即易作呕吐，若此方服初次病未尽除而需再服者，宜加生赭石（细末）二钱，用此汤药送服，即可不作呕吐。……今欲于大陷胸汤中减去甘遂，可将大陷胸丸中之葶苈及前治噫气不除方中之赭石，各用数钱加于大陷胸汤中，则甘遂不用亦可奏效。夫赭石饶有重坠之力前已论之，至葶苈则味苦善降，性近甘遂而无毒，药力之猛烈亦远逊于甘遂，其苦降之性，能排逐溢于肺中之痰水使之迅速下行，故可与赭石共用以代甘遂也。(《医学衷中参西录·太阳病大陷胸汤证》)

二、中西药配伍

赭石含有铁质，既善平肝，而其降逆之力又能协同黑铅、朱砂以坠痰镇惊，此其所以效也。而必兼用西药者，因臭剥、臭素诸药，皆能强制脑筋以治病之标，俾目前不至反复，而后得徐以健脾、利痰、祛风、清火之药以铲除其（指痫证，编者注）病根也。(《医学衷中参西录·赭石解》)

近在津沽治吐衄，又恒有中西药并用之时。因各大工厂中皆有专医，若外医开方煎服汤药不便，恒予以生赭石（细末）一两，均分作三包，又用醋酸铅十分瓦之二，分加于三包之中，为一日之盘，每服一包，开水送下。若脉象有力，心中发热者，又恒于每包之中加芒硝六七分，以泻心经之热。连服两三日，大抵皆能治愈。(《医学衷中参西录·论吐血衄血之原因及治法》)

三、疾病配伍

膈食之证，千古难治之证也。《伤寒论》有旋覆代赭石汤，原治伤寒汗吐下解后，心下痞硬、噫气不除。周扬俊、喻嘉言皆谓治膈证甚效。然《神农本草经》谓旋覆花味咸，若真好旋覆花实咸而兼有辛味（敝邑武帝台污所产旋覆花咸而辛），今药坊间所鬻旋覆花皆甚苦，实不堪用。是以愚治膈证，恒用其方去旋覆花，将赭石加重，其冲气上冲过甚，兼大便甚干结者，赭石恒用至两许，再加当归、柿霜、天冬诸药以润燥生津，且更临时制宜，随证加减，治愈者不胜录（三期二卷治愈之案六则，并详记其加减诸法）。盖此证因胃气衰弱，不能撑悬贲门，下焦冲气又挟痰涎上冲，以阻塞之，是以不受饮食。故用人参以壮胃气，气壮自能撑悬贲门，使之宽展；赭石以降冲气，冲降自挟痰涎下行，不虑阻塞，此方之所以效也。若药房间偶有咸而且辛之旋覆花，亦可斟酌加入，然加旋覆花又须少减赭石也。此证有因贲门肿胀，内有瘀血致贲

门窄小者，宜于方中加苏木、䗪虫（俗名土鳖）各二钱。（《医学衷中参西录·赭石解》）

治吐衄之证，当以降胃为主，而降胃之药，实以赭石为最效。然胃之所以不降，有因热者，宜降之以赭石，而以蒌仁、白芍诸药佐之；其热而兼虚者，可兼佐以人参；有因凉者，宜降以赭石而以干姜、白芍诸药佐之（因凉犹用白芍者，防干姜之热侵肝胆也，然吐衄之证，由于胃气凉而不降者甚少）；其凉而兼虚者，可兼佐以白术；有因下焦虚损，冲气不摄上冲胃气不降者，宜降以赭石而以生山药、生芡实诸药佐之；有因胃气不降，致胃中血管破裂，其证久不愈者，宜降以赭石而以龙骨、牡蛎、三七诸药佐之（诸方及所治之案，皆详于三卷二期）。无论吐衄之证，种种病因不同，疏方皆以赭石为主，而随证制宜，佐以相当之药品，吐衄未有不愈者。（《医学衷中参西录·赭石解》）

内中风之证，忽然昏倒不省人事，《内经》所谓"血之与气并走于上"之大厥也。亦即《史记·扁鹊传》所谓"上有绝阳之络，下有破阴之纽"之尸厥也。此其风非外来，诚以肝火暴动与气血相并，上冲脑部（西人剖验此证谓脑部皆有死血，或兼积水），惟用药镇敛肝火，宁息内风，将其上冲之气血引还，其证犹可挽回，此《金匮》风引汤所以用龙骨、牡蛎也。然龙骨、牡蛎，虽能敛火息风，而其性皆涩，欠下达之力，惟佐以赭石则下达之力速，上逆之气血即可随之而下。（《医学衷中参西录·赭石解》）

又咽喉两旁微高处，西人谓之扁桃腺，若红肿西人谓之扁桃腺炎。若其处屡次红肿，渐起疙瘩，服清火药则微消，或略有感冒，或稍有内热复起者，此是扁桃腺炎已有根蒂，非但服药所能愈，必用手术割去之，再投以清火消肿之药，始能除根。若不割去，在幼童可累其身体之发达。

《金匮》谓妇人咽中如有炙脔（吐之不出吞之不下，俗谓之梅核气病），此亦咽喉证之一也。

按：此证注疏家谓系痰气阻塞咽喉之中，然此证实兼有冲气之冲也。原方半夏厚朴汤主之，是以半夏降冲，厚朴开气，茯苓利痰，生姜、苏叶以宣通其气化。愚用此方时，恒加赭石数钱，兼针其合谷，奏效更速（此证不但妇人，男子亦间有之）。(《医学衷中参西录·详论咽喉证治法》)

瓜蒌味甘，性凉。……若与赭石同用，善止吐衄（瓜蒌能降胃气胃火，故治吐衄）。(《医学衷中参西录·瓜蒌解》)

干姜，味辛，性热，为补助上焦、中焦阳分之要药。……与赭石同用，治因寒胃气不降，吐血、衄血。(《医学衷中参西录·干姜解》)

或问：两方中所用之药，若滋阴、润肺、清火、理痰、止嗽诸品，原为人所共知，而两方之中皆用赭石、麦芽，且又皆生用者其义何居？答曰：胃居中焦，原以传送饮食为专职，是以胃中之气，以息息下行为顺，果其气能息息下行，则冲气可阻其上冲，胆火可因之下降，大便亦可按时下通，至于痰涎之壅滞、咳嗽喘逆诸证，亦可因之降序，而降胃之药，固莫赭石若也。至于麦芽，炒用之善于消食，生用之则善于升达肝气。人身之气化原左升右降，若但知用赭石降胃，其重坠下行之力或有碍于肝气之上升，是以方中用赭石降胃，即用麦芽升肝，此所以顺气化之自然，而还其左升右降之常也。(《医学衷中参西录·虚劳喘嗽门·肺痨喘嗽兼不寐证》)

第三节 用法

此书（指《医学衷中参西录》，编者注）诸方中有赭石者，皆宜将生赭石轧细用之。(《医学衷中参西录·例言》)

一、赭石生用

至于赭石可如此多用者，以其原质为铁氧化合，性甚和平，且善补血，不伤气分，虽多用于人无损也。特是药房中赭石，必火煅醋激然后轧细，如此制法，则氧气不全，不如径用生者之为愈也。况其虽为石类，与铁锈相近（铁锈亦铁养化合），即服生赭石细末，亦于人肠胃毫无伤损。(《医学衷中参西录·论肠结治法》)

赭石为铁氧化石，性同铁锈，原不宜煅。徐灵胎谓，若煅之复用醋淬，即能伤肺。此书诸方中有赭石者，皆宜将生赭石轧细用之。(《医学衷中参西录·例言》)

二、用药剂量

方书所载利产之方，无投之必效者，惟方中重用赭石，可应手奏效。

癫狂之证，乃痰火上泛，瘀塞其心与脑相连窍络，以致心脑不通，神明皆乱。故方中重用赭石（指荡痰汤中生赭石用二两，编者注），借其重坠之力，摄引痰火下行，俾窍络之塞者皆通，则心与脑能相助为理，神明自复其旧也。是以愚治此证之剧者，赭石恒有用至四两者。且又能镇甘遂，使之专于下行，不至作呕吐也。(《医学衷中参西录·治癫狂方·荡痰加甘遂汤》)

癫狂之证，亦西人所谓脑气筋病也，而其脑气筋之所以病者，因心与脑相通之道路（心有四支血脉管通脑）为痰火所充塞也。愚恒重用赭石二两，佐以大黄、朴硝、半夏、郁金，其痰火甚实者，间或加甘遂二钱（为末送服），辄能随手奏效。(《医学衷中参西录·赭石解》)

向曾拟参赭培气汤一方，仿仲景旋覆代赭石汤之义，重用赭石至八钱，以开胃镇冲，即以下通大便（此证大便多艰），而即用人参以驾驭之，俾气化旺而流通，自能撑悬贲门，使之宽展，又佐以半夏、知母、当归、天冬诸药，以降胃、利痰、润燥、生津，用之屡见效验。(《医学衷中参西录·论胃病噎膈治法及反胃治法》)

是以愚治胃气逆而不降之证，恒但重用赭石，即能随手奏效也。

（《医学衷中参西录·论胃气不降治法》）

肠结最为紧要之证，恒与人性命有关。或因常常呕吐，或因多食生冷及硬物，或因怒后饱食，皆可致肠结，其结多在十二指肠及小肠间，有结于幽门者。其证有腹疼者，有呕吐者，尤为难治。因投以开结之药，不待药力施展而即吐出也。亦有病本不吐，因所服之药行至结处不能通过，转而上逆吐出者。是以治此证者，当使服药不使吐出为第一要着。愚于此证吐之剧者，八九日间杓饮不存，曾用赭石细末五两，从中又罗出极细者一两，将所余四两煎汤，送服极细者，其吐止而结亦遂开。若结证在极危急之时，此方宜放胆用之。虽在孕妇恶阻呕吐者，亦可用之（赭石解参赭镇气汤后载有数案可参观），有谓孕妇恶阻，无论如何呕吐，与性命无关者，乃阅历未到之言也。（《医学衷中参西录·论肠结治法》）

三、赭石禁忌

至赭石则三月（指妊娠三个月，编者注）以前可用，三月以后不可用。（《医学衷中参西录·阳明病三承气汤证》）

或曰：赭石质甚重坠，故《别录》谓其坠胎，诸案中如此重用赭石，以治他证犹可，以治妊妇恶阻，肠胃坚结，纵能治愈，独不近于行险乎？答曰：此中理甚精奥，非细心研究不知也。赭石之原质，系铁七氧三化合而成，其质原与铁锈相似（铁与氧气化合则生锈）。铁锈善补血，赭石亦善补血。故《本经》谓其主赤沃漏下；《别录》谓其治带下，养血气；《日华》谓其治月经不止；《普济方》用治血崩。统视以上主治，则赭石善于理血养血可知。既能养血，其血足不自能荫胎乎？而《别录》谓其坠胎者，指五六月以后之胎而言也。盖五六月以后之胎，已成形体，赭石重坠有压力，故可迫之下坠。若恶阻时，胞室之血脉初次凝结，无所谓形体也。此时惟过用破血之药可以坠胎。岂善于养血之赭石，服之亦虑其坠胎乎？且恶阻至于肠胃坚结，百药不效，惟重用赭石，犹可救挽，纵有坠胎之弊，犹当权其事之轻重缓急而放胆用之。此孙思邈所谓"心欲小而胆欲大"也。况用之又断不致坠胎乎？（《医学衷中参西录·治喘息方·参赭镇气汤》）

或问：赭石，《名医别录》谓其坠胎，今治妊妇竟用赭石如此之多，即幸而奏效，岂非行险之道乎？答曰：愚生平治病，必熟筹其完全而后为疏方，初不敢为孤注之一掷也。赭石质重，其镇坠之力原能下有形滞物，若胎至六七个月时，服之或有妨碍，至受妊之初，因恶阻而成结证，此时其胞室之中不过血液凝结，赭石毫无破血之弊，且有治赤沃与下血不止之效，重用之亦何妨乎？况此证五六日间，勺饮不能下行，其气机之上逆，气化之壅滞，已至极点，以赭石以降逆开壅，不过调脏腑之气化使之适得其平，又何致有他虞乎？

或曰：赭石用于此证不虞坠胎，其理已昭然矣，至《本经》谓赭石治赤沃，《日华》谓其治下血不止，不知重坠下行之药，何以有此效乎？答曰：此理甚深，欲明此理，当溯本穷源，先知人身之元气为何气。盖凡名之为气，虽无形而皆有质，若空气扇之则成风，抛物其中能阻物力之动转是其质也。人脏腑中之气，大抵类斯，惟元气则不惟无形，而并无质，若深究其果系何气，须以天地间之气化征之。夫天地间无论氮、氧、碳、电诸气，皆有质，独磁气无质，故诸气皆可取而贮之，而磁气不能贮也，诸气皆可设法阻之（如电气可阻以玻璃），而磁气不能阻也（磁气无论隔何物皆能吸铁）。是以北极临地之中央，下蓄磁气以维系全球之气化，丹田为人之中央，内藏元气以维系全身之气化。由是观之，磁气者即天地之元气，而人身之元气，亦即天地间之磁气类也。其能与周身之血相系恋者，因血中含有铁锈，犹之磁石吸铁之理也。赭石为铁氧化合而成，服之能补益血中铁锈，而增长其与元气系恋之力，所以能治赤沃及下血不止也。（《医学衷中参西录·赭石解》）

或问：赭石《别录》称其能坠胎，原为催生要药，今重用之以治恶阻呕吐，独不虑其有坠胎之弊乎？答曰：《别录》谓其能坠胎者，为赭石之质重坠，可坠已成形之胎也。若胎至五六月时诚然忌之。若在三月以前之胎，虽名为胎，不过血脉一团凝聚耳。此时惟忌用破血之品，而赭石毫无破血之性。且《本经》谓治赤沃漏下，李氏《纲目》谓治妇人血崩，则其性可知。且其质虽重坠，不过镇降其肝胃上逆之气使归于平，是重坠之力上逆之气当之，即病当之非人当之也。况又与潞参、萸肉、山药诸补益之药并用，此所谓节制之师，是以战则必胜也。(《医学衷中参西录·妇女科·受妊呕吐》)

龙骨、牡蛎、石膏、滑石、赭石诸捣末之药，亦皆易沸。大凡煎药，其初滚最易沸，煎至将滚时，须预将药罐之盖敞开，以箸搅之。迨沸过初滚，其后仍沸，敞盖煎之无妨，若不沸者，始可盖而煎之。盖险急之证，安危止争此药一剂。设更委之仆婢，将药煎沸出，复不敢明言，则误率多矣。故古之医者，药饵必经己手修制，即煎汤液，亦必亲自监视也。(《医学衷中参西录·例言》)

第二章　方　剂

安魂汤

[**组成**]龙眼肉六钱　酸枣仁炒捣,四钱　生龙骨捣末,五钱　生牡蛎捣末,
五钱　清半夏三钱　茯苓片三钱　生赭石轧细,四钱

[**主治**]治心中气血虚损,兼心下停有痰饮,致惊悸不眠。

[**用法**]若服一二剂后无效者,可于服汤药之外,临睡时用开水送
服西药臭剥(详第七卷加味磁朱丸下)一瓦,借其麻痹神经之力,以收
一时之效,俾汤剂易于为力也。

[**方论**]方书谓痰饮停于心下,其人多惊悸不寐。盖心火也,痰饮
水也,火畏水刑,故惊悸至于不寐也。然痰饮停滞于心下者,多由思虑
过度,其人心脏气血,恒因思虑而有所伤损。故方中用龙眼肉以补心
血,酸枣仁以敛心气,龙骨、牡蛎以安魂魄,半夏、茯苓以清痰饮,赭
石以导引心阳下潜,使之归藏于阴,以成瞑睡之功也。(《医学衷中参西
录·治心病方·安魂汤》)

安胃饮

[**组成**]清半夏温水淘洗两次,毫无矾味,然后入煎,一两　净青黛三钱　赤石
脂一两

[**主治**]治恶阻。

[**加减**]若服后吐仍未止,或其大便燥结者,去石脂,加生赭石(轧
细)一两。若嫌青黛微有药味者,亦可但用半夏、赭石。

［**用法**］用做饭小锅，煎取清汁一大碗，调入蜂蜜二两，徐徐温饮下。一次只饮一口，半日服尽。

［**方论**］或问，《本经》谓赭石能坠胎，此方治恶阻，而有时以赭石易石脂，独不虑其有坠胎之弊乎？答曰：恶阻之剧者，饮水一口亦吐出，其气化津液不能下达，恒至大便燥结，旬余不通。其甚者，或结于幽门（胃下口）、阑门（大小肠相接处），致上下关格不通，满腹作疼，此有关性命之证也。夫病既危急，非大力之药不能挽回。况赭石之性，原非开破，其镇坠之力，不过能下有形滞物。若胎至六七个月，服之或有妨碍，至恶阻之时，不过两三个月，胎体未成，惟是经血凝滞，赭石毫无破血之性，是以服之无妨。且呕吐者，其冲气、胃气皆上逆，借赭石镇逆之力，以折其上逆之机，气化乃适得其平，《内经》所谓"有故无殒，亦无殒也"。愚治恶阻之证，遇有上脘固结，旬日之间匀饮不能下行，无论水与药，入口须臾即吐出，群医束手谓不治，而愚放胆重用生赭石数两，煎汤一大碗，徐徐温饮下。吐止、结开、便通，而胎亦无伤。拙拟参赭镇气汤（在第二卷）下，载有详案可考也。

半夏辛温下行，为降逆止呕之主药。坊间皆制以白矾，服之转令人呕吐。清半夏其矾虽较少，然亦必淘洗数次，始无矾味。特是既经矾煮，又经淘洗，致半夏降逆止呕之力大减。遇病之剧者，恒不能胜病，故必须以他药辅之。愚有鉴于此，恒自制半夏用之。法用生半夏数斤，冷时用温水浸之，日换水二次，热时以井泉水，日换水三四次，约浸二十余日。试嚼服半粒，觉辣味不甚猛烈，乘湿切片，晒干囊装，悬于透风之处。每用一两，煎汤两茶盅，调入净蜂蜜二两，徐徐咽之。无论呕吐如何之剧，未有不止者。盖古人用半夏，原汤泡七次即用。初未有用白矾制之者也。（《医学衷中参西录·治女科方·安胃饮》）

保元寒降汤

［**组成**］生山药一两　野台参五钱　生赭石轧细，八钱　知母六钱　大生

地六钱　生杭芍四钱　牛蒡子炒捣，四钱　三七轧细药汁送服，二钱[《医学衷中参西录·论吐血衄血之原因及治法》中也录有本方：生赭石（轧细）一两，野台参五钱，生地黄一两，知母八钱，净萸肉八钱，生龙骨（捣细）六钱，生牡蛎（捣细）六钱，生杭芍四钱，广三七（细末，捣分两次用头煎二煎药汤送服）三钱。张锡纯在方后注明，此方亦载于三期吐衄门中，而兹则略有更改也。至于第三期所载此二方之原方，非不可用，宜彼宜此之间，细为斟酌可也。编者注]。

[**主治**]治吐血过多，气分虚甚，喘促咳逆，血脱而气亦将脱。其脉上盛下虚，上焦兼烦热者（《医学衷中参西录·论吐血衄血之原因及治法》中也录有其主治：治吐衄证，血脱气亦随脱，喘促咳逆，心中烦热，其脉上盛下虚者。编者注）。

[**方论**]一叟，年六十四，素有劳疾，因痨嗽太甚，呕血数碗。其脉摇摇无根，或一动一止，或两三动一止。此气血虚极，将脱之候也。诊脉时见其所咳吐者，痰血相杂。询其从前呕吐之时心中发热。为制此汤，一剂而血止，又服数剂脉亦调匀。（《医学衷中参西录·治吐衄方·保元寒降汤》）

保元清降汤

[**组成**]野台参五钱　生赭石轧细，八钱　生芡实六钱　生山药六钱　生杭芍六钱　牛蒡子炒捣，二钱　甘草钱半[《医学衷中参西录·论吐血衄血之原因及治法》中也录有本方：生赭石（轧细）一两，野台参五钱，生地黄一两，生怀山药八钱，净萸肉八钱，生龙骨（捣细）六钱，生杭芍四钱，广三七（细末，分两次用头煎二煎之汤送服）三钱。此方曾载于第三期吐衄门，而兹则略有加减也。编者注]。

[**主治**]治吐衄证，其人下元虚损，中气衰惫，冲气、胃气因虚上逆，其脉弦而硬急，转似有力者。（《医学衷中参西录·论吐血衄血之原因及治法》中也录有主治：治吐衄证，血脱气亦随脱，言语若不接续，动则作喘，脉象浮弦，重按无力者。编者注）。（《医学衷中参西录·治吐衄方·保元清降汤》）

补络补管汤

[组成] 生龙骨捣细，一两　生牡蛎捣细，一两　萸肉去净核，一两　三七研
细药汁送服，二钱

[主治] 治咳血吐血，久不愈者。

[加减] 服之血犹不止者，可加赭石细末五六钱。（《医学衷中参西
录·治吐衄方·补络补管汤》）

参赭镇气汤

[组成] 野台参四钱　生赭石轧细，六钱　生芡实五钱　生山药五钱　萸
肉去净核，六钱　生龙骨捣碎，六钱　生牡蛎捣碎，六钱　生杭芍四钱　苏子炒捣，
二钱［《医学衷中参西录·治膈食方·参赭培气汤》中也录有本方：潞党参六钱，
天门冬四钱，生赭石（轧细）八钱，清半夏三钱，淡苁蓉四钱，知母五钱，当归身
三钱，柿霜饼（服药后含化徐徐咽之）五钱。编者注］

[主治] 治阴阳两虚，喘逆迫促，有将脱之势，亦治肾虚不摄，冲
气上干，致胃气不降作满闷。（《医学衷中参西录·治喘息方·参赭镇气汤》）

治膈食（《医学衷中参西录·治喘息方·参赭镇气汤》中也录有本方，张锡
纯在其后注：第五期《衷中参西录》第三卷《论胃病噎膈治法及反胃治法》宜参看。
编者注）。

[方论] 人之一身，自飞门以至魄门，一气主之，亦一气悬之。故
人之中气充盛，则其贲门（胃之上口）宽展，自能容受水谷，下通幽
门（胃之下口）以及小肠、大肠，出为二便，病何由而作。若中气衰惫，
不能撑悬于内，则贲门缩小，以及幽门、小肠、大肠皆为之紧缩。观膈
证之病剧者，大便如羊矢，固因液短，实亦肠细也。况中气不旺，胃气
不能息息下降，而冲气转因胃气不降，而乘虚上干，致痰涎亦随逆气上
并，以壅塞贲门。夫此时贲门已缩如藕孔，又加逆气痰涎以壅塞其间，
又焉能受饮食以下达乎？故治此证者，当以大补中气为主，方中之人参

是也。以降逆安冲为佐，以清痰理气为使，方中之赭石、半夏、柿霜是也。又虑人参性热、半夏性燥，故又加知母、天冬、当归、柿霜以清热润燥、生津生血也。用苁蓉者，以其能补肾，即能敛冲，冲气不上冲，则胃气易于下降。且患此证者，多有便难之虞，苁蓉与当归、赭石并用，其润便通结之功，又甚效也。若服数剂无大效，当系贲门有瘀血，宜加三棱、桃仁各二钱。(《医学衷中参西录·治膈食方·参赭培气汤》)

噎膈之证，方书有谓贲门枯干者，有谓冲气上冲者，有谓痰瘀者，有谓血瘀者。愚向谓此证系中气衰弱，不能撑悬贲门，以致贲门缩如藕孔（贲门与大、小肠一气贯通，视其大便若羊矢，其贲门、大小肠皆缩小可知），痰涎遂易于壅滞，因痰涎壅滞冲气更易于上冲，所以不能受食。向曾拟参赭培气汤一方，仿仲景旋覆代赭石汤之义，重用赭石至八钱，以开胃镇冲，即以下通大便（此证大便多艰），而即用人参以驾驭之，俾气化旺而流通，自能撑悬贲门使之宽展，又佐以半夏、知母、当归、天冬诸药，以降胃、利痰、润燥、生津，用之屡见效验。遂将其方载于《衷中参西录》中，并详载用其方加减治愈之医案数则，以为一己之创获也。迨用其方既久，效者与不效者参半，又有初用其方治愈，及病又反复再服其方不效者。再三踌躇，不得其解，亦以为千古难治之证，原不能必其痊愈也。(《医学衷中参西录·论胃病噎膈治法及反胃治法》)

大顺汤

[组成] 野党参—两　当归—两　生赭石轧细，二两

[主治] 治产难，不可早服，必胎衣破后，小儿头至产门者，然后服之。

[用法] 用卫足花子炒爆一钱作引，或丈菊花瓣一钱作引皆可，无二物作引亦可。

[方论] 或疑赭石乃金石之药，不可放胆重用。不知赭石性至和平，虽重坠下行，而不伤气血，况有党参一两以补气，当归一两以生血。且

以参、归之微温，以济赭石之微凉，温凉调和愈觉稳妥也。矧产难者非气血虚弱，即气血壅滞，不能下行。人参、当归虽能补助气血，而性皆微兼升浮，得赭石之重坠，则力能下行，自能与赭石相助为理，以成催生开交骨之功也。至于当归之滑润，原为利产良药，与赭石同用，其滑润之力亦愈增也。(《医学衷中参西录·治女科方·大顺汤》)

至于俗所谓向日葵者，各种本草皆未载，惟《群芳谱》载之，本名丈菊，一名西番葵，一名迎阳葵。为未列于药品，是以不谙其性，而《群芳谱》谓其性能坠胎，开花时孕妇忌经共下。然用其坠胎之力以催生，则诚有效验。是以拙拟之大顺汤，用其花瓣作引也。因其子人恒炒食之，知其无毒，且知其性滑，曾单用以治淋，甚效。后与鸦胆子同用，治花柳毒淋，亦甚效。然不知其能治疟也。今俄人发明其能治疟，丈菊诚可列于药品矣。惟呼为向日葵，是仍系俗名，至古之所谓向日葵，原指卫足花言也。司马温公诗：四月清和雨乍晴，南山当户转分明，更无柳絮因风起，惟有葵花向日倾。夫丈菊原无宿根，季春下种，四月苗不盈尺，而其时卫足正开，温公诗中所谓葵花向日倾者，确指卫足无疑也。盖卫足葵当嫩时，茎心原随日旋转，可于其北指之时以定半夜，因半夜日在正北也。由斯知卫足花实古之所谓葵，丈菊花乃今之所谓葵也。至卫足花子，亦善催生，而大顺汤 [党参一两，当归一两，生赭石(轧细)二两。主治难产，不可早服，必胎衣破后，小儿头至产门者，然后服之。编者注] 中不采其鲜者阴干用之，而将其成熟者炒爆用之者，诚以此物微炒令爆，浅浅种于湿地之处，朝种暮出，物生之神速莫过于此，此乃借其特异之气化以为用也。

大顺汤向治难产，曾拟有大顺汤，用之多次，皆能随手奏效。因病家不知制方之义，恒有欲用之而畏赭石过多者。夫赭石之原质，为铁氧化合，其性原甚和平，矧又重用人参、当归以驾驭之，虽用至二两，亦何危险之有哉。(《医学衷中参西录·论难产治法》)

大陷胸汤方

[组成]大黄去皮，六两　芒硝一升　甘遂一钱匕

[加减]上三味，以水六升先煮大黄，取二升，去渣，纳芒硝，煮一两沸，纳甘遂末，温服一升，得快利，止后服，所谓一钱匕者，俾匕首作扁方形，将药末积满其上，重可至一钱耳。

[方论]结胸之证，虽填塞于胸中异常满闷，然纯为外感之风热内陷，与胸中素蓄之水饮结成，纵有客气上干至于动膈，然仍阻于膈而未能上达，是以若枳实、厚朴，一切开气之药皆无须用。惟重用大黄、芒硝以开痰而清热，又虑大黄、芒硝之力虽猛，或难奏效于顷刻，故又少佐以甘遂，其性以攻决为用，异常迅速，与大黄、芒硝化合为方，立能清肃其空旷之腑使毫无障碍，制此方者乃霹雳手段也。

按：甘遂之性，《本经》原谓其有毒。忆愚初学医时，曾遍尝诸药以求其实际，一日清晨嚼服生甘遂一钱，阅一点钟未觉瞑眩，忽作水泻，连连下行近十次，至巳时吃饭如常，饭后又泻数次，所吃之饭皆泻出，由此悟得利痰之药，当推甘遂为第一。后以治痰迷心窍之疯狂，恒恃之成功，其极量可至一钱强。然非其脉大实，不敢轻投，为其性至猛烈。是以大陷胸汤中所用之甘遂，折为今之分量，一次所服者只一分五厘，而能导引大黄、芒硝直透结胸病之中坚，俾大黄、芒硝得施其药力于瞬息之顷，此乃以之为向导，少用即可成功，原无须乎多也。

又按：甘遂之性，原宜作丸散，若入汤剂，下咽即吐出，是以大陷胸汤方必将药煎成，而后纳甘遂之末于其中也。

又甘遂之性，初服之恒可不作呕吐，如连日服即易作呕吐，若此方服初次病未尽除而需再服者，宜加生赭石细末二钱，用此汤药送服，即可不作呕吐。

用大陷胸汤治结胸原有捷效，后世治结胸证敢用此方者，实百中无二三。一畏方中甘遂有毒，一疑提纲论脉处，原明言数则为虚，恐不堪

此猛烈之剂。夫人之畏其方不敢用者，愚实难以相强，然其方固可通变也。《伤寒论》大陷胸汤之前，原有大陷胸丸，方系大黄半斤，葶苈（熬）半升，杏仁（去皮尖，熬黑）半升，芒硝半升。

上四味，捣筛二味，次纳杏仁、芒硝，研如脂，和散，取如弹丸一枚，另捣甘遂末一钱匕，白蜜二合，水二升，煮取一升，温顿服之。此方所主之证，与大陷胸汤同，因其兼有颈强如柔痉状，故于大陷胸汤中加葶苈、杏仁，和以白蜜，连渣煮服，因其病上连颈，欲药力缓缓下行也。今欲于大陷胸汤中减去甘遂，可将大陷胸丸中之葶苈及前治噫气不除方中之赭石，各用数钱加于大陷胸汤中，则甘遂不用亦可奏效。夫赭石饶有重坠之力前已论之，至葶苈则味苦善降，性近甘遂而无毒，药力之猛烈亦远逊于甘遂，其苦降之性，能排逐溢于肺中之痰水使之迅速下行，故可与赭石共用以代甘遂也。

至大陷胸汤如此加减用者，若犹畏其力猛，愚又有自拟之方以代之，即拙著《衷中参西录》三期中之荡胸汤是也。其方用瓜蒌仁新炒者（捣碎）二两，生赭石（轧细）二两，苏子（炒，捣）六钱，芒硝四钱。药共四味，将前三味用水四盅煎汤两盅，去渣入芒硝融化，先温服一盅，结开大便通下者，停后服。若其胸中结犹未开，过两点钟再温服一盅，若胸中之结已开，而大便犹未通下，且不觉转矢气者，仍可温服半盅。

按：此荡胸汤方不但无甘遂，并无大黄，用以代大陷胸汤莫不随手奏效，故敢笔之于书以公诸医界也。（《医学衷中参西录·太阳病大陷胸汤证》）

荡痰加甘遂汤

[**组成**]　其方即前方（荡痰汤：生赭石二两，大黄一两，朴硝六钱，清半夏三钱，郁金三钱。主治癫狂失心，脉滑实者。编者注）加甘遂末二钱。

[**主治**]　治前证（指癫狂失心，脉滑实者。编者注），顽痰凝结之甚者，

非其证大实不可轻投。

[**用法**] 将他药煎好，调药汤中服。

[**方论**] 凡用甘遂，宜为末，水送服。或用其末，调药汤中服。若入汤剂煎服，必然吐出。又凡药中有甘遂，不可连日服之，必隔两三日方可再服，不然亦多吐出。又其性与甘草相反，用者须切记。

按：甘遂性猛烈走窜，后世本草称其以攻决为用，为下水之圣药。痰亦水也，故其行痰之力，亦百倍于他药。(《医学衷中参西录·治癫狂方·荡痰汤》)

荡痰汤

[**组成**] 生赭石_{轧细}，二两　大黄_{一两}　朴硝_{六钱}　清半夏_{三钱}　郁金_{三钱}

[**主治**] 治癫狂失心，脉滑实者。(《医学衷中参西录·治癫狂方·荡痰汤》)

[**方论**] 是以愚治此证（癫狂失心，编者注），其脉甚洪实者，恒投以大剂承气汤，而重用赭石辅之，大黄可用至一两，生赭石可用至二两，名之为荡痰汤。其证极重者，又恒用所煎汤药送服甘遂细末一钱，名之为荡痰加甘遂汤。(《医学衷中参西录·论癫狂失心之原因及治法》)

荡胸汤

[**组成**] 蒌仁_{新炒者捣}，二两　生赭石_{研细}，二两　苏子_{炒捣}，六钱　芒硝_{冲服，四钱}

[**主治**] 治寒温结胸，其证胸膈痰饮，与外感之邪互相凝结，上塞咽喉，下滞胃口，呼吸不利，满闷短气，饮水不能下行，或转吐出。兼治疫证结胸。

[**用法**] 用水四盅，煎取清汁两盅，先温服一盅。结开，大便通行，停后服。若其胸中结犹未开，过两点钟，再温服一盅。若胸中之结已开，而大便犹未通下，且不觉转矢气者，仍可温服半盅。

[**方论**] 伤寒下早成结胸，至温病未经下者，亦可成结胸。至疫病自口鼻传入，遇素有痰饮者，其疹疠之气，与上焦痰饮互相胶漆，亦成结胸。《伤寒论》陷胸汤丸三方，皆可随证之轻重高下借用。特是大陷胸汤、丸中皆有甘遂，世俗医者，恒望而生畏。至小陷胸汤，性虽平和，又有吴又可瘟疫忌用黄连之说存于胸中，遂亦不肯轻用。及遇此等证，而漫用开痰、破气、利湿之品，若橘红、莱菔、苍术、白芥、茯苓、厚朴诸药，汇集成方。以为较陷胸诸汤、丸稳，而且病家服之，以为药性和平，坦然无疑。不知破其气而气愈下陷，利其湿而痰愈稠黏。如此用药，真令人长太息者也。愚不得已，将治结胸诸成方变通汇萃之，于大陷胸汤中取用芒硝，于小陷胸汤中取用蒌实，又于治心下痞硬之旋覆代赭石汤中取用赭石，而复加苏子以为下行之向导，可以代大陷胸汤、丸。少服之，亦可代小陷胸汤。非欲与《伤寒论》诸方争胜也，亦略以便流俗之用云尔。(《医学衷中参西录·治伤寒温病同用方·荡胸汤》)

伤寒下早成结胸，瘟疫未下亦可成结胸。所谓结胸者，乃外感之邪与胸中痰涎互相凝结，滞塞气道，几难呼吸也。仲景有大陷胸汤、丸，原为治此证良方，然因二方中皆有甘遂，医者不敢轻用，病家亦不敢轻服，一切利气理痰之药，又皆无效，故恒至束手无策。向愚治此等证，俾用新炒蒌仁四两，捣碎煮汤服之，恒能奏效。后拟得一方，用赭石、蒌仁各二两，苏子六钱（方载三七六卷名荡胸汤），用之代大陷胸汤、丸，屡试皆能奏效。若其结在胃口，心下满闷，按之作疼者，系小陷胸汤证，又可将方中分量减半以代小陷胸汤，其功效较小陷胸汤尤捷。自拟此方以来，救人多矣，至寒温之证已传阳明之腑，却无大热，惟上焦痰涎壅滞，下焦大便不通者，亦可投以此方（分量亦宜斟酌少用），上清其痰，下通其便，诚一举两得之方也。(《医学衷中参西录·赭石解》)

寒降汤

[**组成**] 生赭石轧细，六钱　清半夏三钱　蒌仁炒捣，四钱　生杭芍四钱

竹茹三钱　牛蒡子炒捣，三钱　粉甘草钱半

[**主治**] 治吐血、衄血，脉洪滑而长，或上入鱼际，此因热而胃气不降也，以寒凉重坠之药，降其胃气则血止矣。

[**方论**]《金匮》治心气不足吐衄，有泻心汤，大黄与黄连、黄芩并用，后世未窥仲景制方之意，恒多误解。不知所谓心气不足者，非不足也，若果不足，何又泻之？盖此证因阳明胃腑之热，上逆冲心，以致心中怔忡不安，若有不足之象。仲景从浅处立说，冀人易晓，遂以心气不足名之。故其立方，独本《内经》吐血、衄血，责重阳明不降之旨，用大黄直入阳明之腑，以降其逆上之热，又用黄芩以清肺金之热，使其清肃之气下行，以助阳明之降力，黄连以清心火之热，使其元阳潜伏，以保少阴之真液，是泻之实所以补之也。且黄连之性肥肠止泻，与大黄并用，又能逗留大黄之力，使之不致滑泻，故吐衄非因寒凉者，服之莫不立愈。且愈后而瘀血全消，更无他患，真良方也。即使心气果系不足，而吐衄不止，将有立危之势，先用泻心汤以止其吐衄，而后从容调补，徐复其正，所谓急则治标，亦医家之良图也。乃世人竟畏大黄力猛，不敢轻用，即或用之，病家亦多骇疑。是以愚不得已，拟此寒降汤，重用赭石，以代大黄降逆之力，屡次用之，亦可随手奏效也。

[**或问**] 后世本草谓血证忌用半夏，以其辛而燥也。子所拟寒降汤，治吐衄之因热者，何以方中仍用半夏，独不虑其辛燥伤血乎？答曰：血证须有甄别，若虚劳咳嗽，痰中带血，半夏诚为所忌。若大口吐血，或衄血不止，虽虚劳证，亦可暂用半夏以收一时之功，血止以后，再徐图他治。盖吐血之证，多由于胃气挟冲气上逆，衄血之证，多由于胃气、冲气上逆，并迫肺气亦上逆。《内经》厥论篇曰：阳明厥逆，喘咳身热，善惊，衄、呕血。煌煌圣言，万古不易。是治吐衄者，原当以降阳明之厥逆为主，而降阳明胃气之逆者，莫半夏若也。

斯更可以前哲之言征之。黄坤载曰：人之中气，左右回旋，脾主升清，胃主降浊。在下之气不可一刻而不升，在上之气不可一刻而不降。一刻不升则清气下陷，一刻不降则浊气上逆。浊气上逆，则呕哕痰饮皆作，一切惊悸、眩晕、吐衄、咳喘、心痞、胁胀、膈噎、反胃，种种诸病于是生焉。胆为少阳之腑，属甲木而化相火，顺则下行，而温肾水，相火宁秘，故上清而下暖；逆则上行，出水府而升火位，故下寒而上热。然甲木所以息息归根温水脏者，缘于胃腑戊土之下降。戊土不降，甲木失根，神魂飘荡，此惊悸、眩晕所由来也。二火升炎，肺金被克，此燥渴、烦躁所由来也。胆胃上逆，木土壅迫，此痞闷、膈噎所由来也。凡此诸证，悉宜温中燥土之药，加半夏以降之。其火旺金热者，须用清敛金火之品，然肺为病标，胃为病本，胃气不降，金火无下行之路也。半夏辛燥开通，沉重下达，入胃腑而降逆气。胃土右转，浊痰扫荡，肺腑冲和，神气归根，绵绵不竭矣。血源于脏而统于经，升于肝而降于肺，肝脾不升，则血病下陷，肺胃不降，则血病上逆。缘中脘湿寒，胃土上郁，浊气冲塞，肺气隔碍，收令不行，是以吐衄。此与虚劳惊悸本属同源。未有虚劳之久不生惊悸，惊悸不止不至吐衄者。当温中燥土，暖水敛火，以治其本，而用半夏降摄胃气，以治其标。庸工以为阴虚火动，不宜半夏，率以清凉滋润之法，刊诸纸素，千载一辙，四海同风。《灵枢》半夏秫米之奥旨（治目不得瞑在邪客篇），鲜有解者，可胜叹哉！

按：因寒因热，皆可使胃气不降。然因热胃气不降者，人犹多知之，因寒胃气不降者，则知者甚鲜。黄氏论胃气不降，专主因寒一面，盖有所感触而言也。

曾有一少妇，上焦烦热，不能饮食，频频咳吐，皆系稀涎，脉象弦细无力。知系脾胃湿寒，不能运化饮食下行，致成留饮为恙也。询其得病之初，言偶因咳嗽懒食，延本处名医投以瓜蒌、贝母、麦冬之类，旋愈旋即反复，服药月余竟至如此。遂为开苓桂术甘汤，加干姜、半夏（细观第三卷理饮汤后跋语自知），且细为剖析用药之意。及愚旋里，其药竟不敢服，复请前医治之，月余而亡。夫世之所谓名医者，其用药大

抵如此，何不读黄氏之论，而反躬自省也哉！（《医学衷中参西录·治吐衄方·寒降汤》）

急救回阳汤

[**组成**] 潞党参八钱　生山药一两　生杭芍五钱　山萸肉去净核，八钱
炙甘草三钱　赭石研细，四钱　朱砂研细，五分

[**主治**] 治霍乱吐泻已极，精神昏昏，气息奄奄，至危之候。

[**用法**] 先用童便半盅炖热，送下朱砂，继服汤药。

[**方论**] 以上二方，皆为治霍乱之要药矣。然彼以祛邪为主，此以
扶正为主。诚以得此证者，往往因治不如法，致日夜吐泻不已，虚极将
脱，危在目前。病势至此，其从前之因凉因热皆不暇深究，惟急宜重用
人参以回阳，山药、芍药以滋阴，山萸肉以敛肝气之脱（此证吐泻之始
肝木助邪侮土，吐泻之极而肝气转先脱），炙甘草以和中气之漓，此急救
回阳汤所以必需也。用赭石者，不但取其能止呕吐，俾所服之药不致吐
出，诚以吐泻已久，阴阳将离，赭石色赤入心，能协同人参，助心气下
降。而方中山药，又能温固下焦，滋补真阴，协同人参以回肾气之下趋，
使之上行也。用朱砂且又送以童便者，又以此时百脉闭塞，系心脏为毒
所伤，将熄其鼓动之机，故用朱砂直入心以解毒，又引以童便使毒气从
尿道泻出，而童便之性又能启发肾中之阳上达，以应心脏也。是此汤为
回阳之剂，实则交心肾、和阴阳之剂也。服此汤后，若身温脉出，觉心
中发热有烦躁之意者，宜急滋其阴分。若玄参、生芍药之类，加甘草以
和之，煎一大剂，分数次温饮下。此《伤寒论》太阳篇，先用甘草干姜
汤继用芍药甘草汤之法也。（《医学衷中参西录·治霍乱方·急救回阳汤》）

加味磁朱丸

[**组成**] 磁石能吸铁者，研极细水飞出，切忌火，二两　赭石二两　清半夏二两
朱砂一两

［**主治**］治痫风。

［**用法**］上药各制为细末。再加酒曲半斤，轧细过罗，可得细曲四两。炒熟二两，与生者二两，共和药为丸，桐子大。铁锈水煎汤，送服二钱，日再服。

［**方论**］磁石，为铁氧二种原质化合，含有磁气。其气和异性相引，同性相拒，颇类电气，故能吸铁。煅之则磁气全无，不能吸铁，用之即无效。然其石质甚硬，若生用入丸、散中，必制为极细末，再以水飞之，用其随水飞出者方妥。或和水研之，若拙拟磨翳散之研飞炉甘石法，更佳。

又朱砂无毒，而煅之则有毒。按化学之理，朱砂原硫黄、水银二原质合成。故古方书皆谓朱砂内含真汞，汞即水银也。若煅之，则仍将分为硫黄、水银二原质，所以有毒。又原方原用神曲，而改用酒曲者，因坊间神曲窨发皆未能如法，多带酸味，转不若造酒曲者，业有专门，曲发甚精，用之实胜于神曲也。

磁朱丸方，乃《千金方》中治目光昏耗、神水宽大之圣方也。李濒湖解曰：磁石入肾，镇养真阴，使肾水不外移。朱砂入心，镇养心血，使邪火不上侵。佐以神曲消化滞气，温养脾胃生发之气。乃道家媒合婴儿姹女之理。

按：道家以肾为婴儿，心为姹女，脾为黄婆。每当呼气外出之时，肾气随呼气上升，是婴儿欲有求于姹女也。当此之际，即借脾土镇静之力，引心气下降，与肾气相会。此所谓心肾相交，即道家所谓黄婆媒合婴儿姹女之理也。然从前但知治眼疾而不知治痫风，至柯韵伯称此方治痫风如神，而愚试之果验，然不若加赭石、半夏之尤为效验也。

此方所以能治痫风者，因痫风之根伏藏于肾。有时肾中相火暴动，痫风即随之而发。以致痰涎上涌，昏不知人。夫相火为阴中之火，与雨间之电气为同类。夫电气喜缘铁传递，磁石中含铁质，且能吸铁，故能伏藏电气，即兼能伏藏与电气同类之相火也。又相火之发动，恒因君火之潜通，有朱砂之宁静心火，则相火愈不妄动矣。又电气入土则不能发声。故喻嘉言谓，伏制阴分之火，当以培养脾土为主。盖以土能制电，即能制水中之火，有神曲以温补脾胃，则相火愈深潜藏矣。原方只此三味，为加赭石、半夏者，诚以痫风之证，莫不气机上逆，痰涎上涌。二药并用，既善理痰，又善镇气降气也。送以铁锈汤者，以相火生于命门，寄于肝胆，相火之暴动实与肝胆有关。此肝胆为木脏，即为风脏，内风之煽动，亦莫不于肝胆发轫。铁锈乃金之余气，故取金能制木之理，镇肝胆以息内风；又取铁能引电之理，借其重坠之性，以引相火下行也。(《医学衷中参西录·治痫风方·加味磁朱丸》)

建瓴汤

[组成] 生怀山药一两　怀牛膝一两　生赭石轧细，八钱　生龙骨捣细，六钱　生牡蛎捣细，六钱　生怀地黄六钱　生杭芍四钱　柏子仁四钱

[主治] 愚十余年来治愈此证颇多，曾酌定建瓴汤一方，服后能使脑中之血如建瓴之水下行，脑充血之证自愈。

[加减] 若大便不实者，去赭石，加建莲子(去心)三钱。若畏凉者，以熟地易生地。

[用法] 磨取铁锈浓水以之煎药。

[方论] 方中赭石必一面点点有凸，一面点点有凹，生轧细用之方效。

拙拟之建瓴汤，重用赭石、龙骨、牡蛎，且有加石膏之时，实窃师风引汤之义也(风引汤方下之文甚简，似非仲景笔墨，故方书多有疑此系后世加入者，故方中之药品不纯)。(《医学衷中参西录·论脑充血证可预防及其证误名中风之由》)

健胃温降汤

[组成] 生赭石轧细，八钱　生怀山药六钱　白术炒，四钱　干姜三钱　清

半夏_{温水淘净矾味，三钱}　生杭芍_{二钱}　厚朴_{钱半}

[**主治**] 治吐衄证，脉象虚濡迟弱，饮食停滞胃口，不能下行，此因凉而胃气不降也。

[**方论**] 此方亦载第三期吐衄门中，原名温降汤（干姜、白术、清半夏各三钱，生怀山药六钱，生赭石细末四钱，生杭芍、生姜各二钱，厚朴钱半。编者注），兹则于其分量略有加减也。方中犹用芍药者，防肝中所寄之相火不受干姜之温热也。(《医学衷中参西录·论吐血衄血之原因及治法》)

醴泉饮

[**组成**] 生山药_{一两}　大生地_{五钱}　人参_{四钱}　玄参_{四钱}　生赭石_{轧细，四钱}　牛蒡子_{炒，捣，三钱}　天冬_{四钱}　甘草_{二钱}

[**主治**] 治虚劳发热，或喘或嗽，脉数而弱。

[**方论**] 劳热之证，大抵责之阴虚。有肺阴虚者，其人因肺中虚热熏蒸，时时痒而作嗽，甚至肺中有所损伤，略一动作，辄发喘促，宜滋补肺阴，兼清火理痰之品，有肾阴虚者，其人因肾虚不能纳气，时时咳逆上气，甚或喘促，宜填补下焦真阴，兼用收降之品。若其脉甚数者，陈修园谓，宜滋养脾阴。盖以脾脉原主和缓，脉数者必是脾阴受伤，宜于滋阴药中，用甘草以引之归脾，更兼用味淡之药，如薏米、石斛之类（理详例言）。特是人身之阴，所盖甚广，凡周身之湿处皆是也。故阴虚之甚者，其周身血脉津液，皆就枯涸。必用汁浆最多之药，滋脏腑之阴，即以溉周身之液，若方中之山药、地黄是也。然脉之数者，固系阴虚，亦系气分虚弱，有不能支持之象，犹人之任重而体颤也。故用人参以补助气分，与玄参、天冬之凉润者并用，又能补助阴分。且虑其升补之性，与咳嗽上逆者不宜，故又佐以赭石之压力最胜者，可使人参补益之力下行直至涌泉，而上焦之逆气浮火，皆随之顺流而下；更可使下焦真元之气，得人参之峻补而顿旺，自能吸引上焦之逆气浮火下行也。至于牛蒡子与山药并用最善止嗽，甘草与天冬并用最善润肺，此又屡试屡

效者也。(《医学衷中参西录·治阴虚劳热方·醴泉饮》)

龙蚝理痰汤

[组成] 清半夏四钱　生龙骨捣细,六钱　生牡蛎捣细,六钱　生赭石轧细,

三钱　朴硝二钱　黑芝麻炒捣,三钱　柏子仁炒捣,三钱　生杭芍三钱　陈皮二钱

　茯苓二钱

[主治] 治因思虑生痰,因痰生热,神志不宁。

[方论] 此方,即理痰汤,以龙骨、牡蛎代芡实,又加赭石、朴硝也。其所以如此加减者,因此方所主之痰,乃虚而兼实之痰。实痰宜开,礞石滚痰丸之用硝、黄者是也;虚痰宜补,肾虚泛作痰,当用肾气丸以逐之者是也;至虚而兼实之痰,则必一药之中,能开痰亦能补虚,其药乃为对证,若此方之龙骨、牡蛎是也。盖人之心肾,原相助为理。肾虚则水精不能上输以镇心,而心易生热,是由肾而病及心也;心因思虑过度生热,必暗吸肾之真阴以自救,则肾易亏耗,是由心而病及肾也。于是心肾交病,思虑愈多,热炽液凝,痰涎壅滞矣。惟龙骨、牡蛎能宁心固肾,安神清热,而二药并用,陈修园又称为治痰之神品,诚为见道之言。故方中用之以代芡实,而犹恐痰涎过盛,消之不能尽消,故又加赭石、朴硝以引之下行也。(《医学衷中参西录·治痰饮方·龙蚝理痰汤》)

秘红丹

[组成] 川大黄细末,一钱　油肉桂细末,一钱　生赭石细末,六钱

[主治] 治肝郁多怒,胃郁气逆,致吐血、衄血及吐衄之证屡服他药不效者,无论因凉因热,服之皆有捷效。

[用法] 上药三味,将大黄、肉桂末和匀,用赭石末煎汤送下。(《医学衷中参西录·治吐衄方·秘红丹》)

治荡漾病方

（方名为编者所加，编者注）

[**组成**] 清半夏三钱　柏子仁三钱　生赭石轧末，三钱　生杭芍三钱　生芡实一两　生姜三片

[**主治**] 荡漾病。

[**用法**] 磨生铁锈浓水煎药。

[**方论**] 详观所述病案，谓脉象滑动，且得之服六味地黄丸之余，其为热痰郁于中焦，以致胃气上逆，冲气上冲，浸成上盛下虚之证无疑。为其上盛下虚，所以时时有荡漾之病也。法当利痰、清火、降胃、敛冲，处一小剂，久久服之，气化归根，荡漾自愈。

方中之义，用半夏、赭石以利痰、坠痰，即以降胃安冲。用芡实以固下焦气化，使药之降者、坠者有所底止，且以收敛冲气，而不使再上冲也。用芍药以清肝火、利小便，即以开痰之去路。用柏子仁以养肝血、滋肾水，即以调半夏之辛燥。用生姜以透窍络，通神明，即以为治痰药之佐使。至用铁锈水煎药者，诚以诸风眩晕，皆属于肝，荡漾即眩晕也。此中必有肝风萌动，以助胃气冲气之上升不已。律以金能制木之理，可借铁锈之金气以镇肝木，更推以铁能重坠，引肝中所寄龙雷之火下降也。况铁锈为铁与氧气化合而成，最善补养人之血分，强健人之精神，即久久服之，于脏腑亦无不宜也。（《医学衷中参西录·诊余随笔·答徐庄君问其夫人荡漾病治法》）

平胃寒降汤

[**组成**] 生赭石轧细，一两　瓜蒌仁炒捣，一两　生杭芍八钱　嫩竹茹细末，三钱　牛蒡子捣碎，三钱　甘草钱半

[**主治**] 治吐衄证脉象洪滑重按甚实者，此因热而胃气不降也。

[**方论**] 此拙著第三期吐衄门中寒降汤，而略有加减也。服后血仍

不止者，可加生地黄一两，三七细末三钱（分两次用头煎、二煎之汤送服）。

吐衄之证，忌重用凉药及药炭强止其血。因吐衄之时，血不归经，遽止以凉药及药炭，则经络瘀塞，血止之后，转成血痹虚劳之证。是以方中加生地黄一两，即加三七之善止血兼善化瘀血者以辅之也。

［或问］方书治吐衄之方甚多，今详论吐衄治法，皆系自拟，岂治吐衄成方皆无可取乎？答曰：非也。《金匮》治吐衄有泻心汤，其方以大黄为主，直入阳明，以降胃气，佐以黄芩，以清肺金之热，俾其清肃之气下行，以助阳明之降力，黄连以清心火之热，俾其亢阳默化潜伏，以保少阴之真液，是泻之适所以补之也。凡因热气逆吐衄者，至极危险之时用之，皆可立止。血止以后，然后细审其病因，徐为调补未晚也。然因方中重用大黄，吐衄者皆不敢轻服，则良方竟见埋没矣。不知大黄与黄连并用，但能降胃，不能通肠，虽吐衄至身形极虚，服后断无泄泻下脱之弊。乃素遇吐衄证，曾开此方两次，病家皆不敢服，遂不得已另拟平胃寒降汤（生赭石六钱，清半夏三钱，萎仁四钱，生杭芍四钱，竹茹三钱，牛蒡子三钱，粉甘草钱半。主治吐血、衄血。编者注）代之，此所以委曲以行其救人之术也。

又《金匮》有柏叶汤方，为治因寒气逆以致吐血者之良方也。故其方中用干姜、艾叶以暖胃，用马通汁以降胃，然又虑姜、艾之辛热，宜于脾胃，不宜于肝胆，恐服药之后，肝胆所寄之相火妄动，故又用柏叶之善于镇肝且善于凉肝者（柏树之杪向西北，得金水之气，故善镇肝凉肝）以辅之。此所谓有节制之师，先自立于不败之地，而后能克敌致胜也。至后世薛立斋谓，因寒吐血者，宜治以理中汤加当归，但知暖胃，不知降胃，并不知镇肝凉肝，其方远逊于柏叶汤矣。然此时有喜服西药，恒讥中药为不洁，若杂以马通汁，将益嫌其不洁矣，是以愚另拟健胃温降汤以代之也。（《医学衷中参西录·论吐血衄血之原因及治法》）

起痿汤

[组成] 生箭芪四钱　生赭石轧细，六钱　怀牛膝六钱　天花粉六钱　玄参五钱　柏子仁四钱　生杭芍四钱　生明没药三钱　生明乳香三钱　䗪虫大的，四枚　制马钱子末二分

[主治] 治因脑部充血以致肢体痿废，迨脑充血治愈，脉象和平，而肢体仍痿废者。徐服此药，久自能愈。

[用法] 共药十一味。将前十味煎汤，送服马钱子末。至煎渣再服时，亦送服马钱子末二分。(《医学衷中参西录·论肢体痿废之原因及治法》)

清降汤

[组成] 生山药一两　清半夏三钱　净萸肉五钱　生赭石轧细，六钱　牛蒡子炒捣，二钱　生杭芍四钱　甘草钱半

[主治] 治因吐衄不止，致阴分亏损，不能潜阳而作热，不能纳气而作喘。甚或冲气因虚上干，为呃逆、为眩晕。心血因虚甚不能内荣，为怔忡、为惊悸不寐。或咳逆，或自汗，诸虚证蜂起之候。(《医学衷中参西录·治吐衄方·清降汤》)

温降汤

[组成] 白术三钱　清半夏三钱　生山药六钱　干姜三钱　生赭石轧细，六钱　生杭芍二钱　川厚朴钱半　生姜二钱

[主治] 治吐衄，脉虚濡而迟，饮食停滞胃口不能消化，此因凉而胃气不降也，以温补开通之药，降其胃气，则血止矣。(《医学衷中参西录·治吐衄方·温降汤》)

[方论] 吐衄之证因凉者极少，愚临证四十余年，仅遇两童子，一因凉致胃气不降吐血，一因凉致胃气不降衄血，皆用温降汤治愈，其详案皆载原方之后，可参观。(《医学衷中参西录·论吐血衄血之原因及治法》)

息风汤

[**组成**] 人参五钱　赭石煅研，五钱　大熟地一两　山萸肉去净核，六钱
生杭芍四钱　乌附子一钱　龙骨不用煅，捣，五钱　牡蛎不用煅，捣，五钱

[**主治**] 治类中风。

[**方论**] 类中风之证，其剧者忽然昏倒，不省人事，所谓尸厥之证
也。秦越人论虢太子尸厥谓，上有绝阳之络，下有破阴之纽。妙故其言
也。盖人之一身，阴阳原相维系。阳性上浮而阴气自下吸之，阴性下降
而阳气自上提之，阴阳互根，浑沦环抱，寿命可百年无恙也。有时保养
失宜，下焦阴分亏损，不能维系上焦阳分，则阳气脱而上奔，又兼肾水
不能濡润肝木，则肝风扇动，痰涎上壅，而猝然昏倒，僵直如尸矣。故
用赭石佐人参，以挽回其绝阳之络，更有龙骨、牡蛎以收敛之，则阳能
下济。用萸肉佐熟地以填补其破阴之纽，更有附子以温煦之，则阴可上
达。用芍药者，取其与附子同用，能收敛浮越之元气归藏于阴也。且此
证肝风因虚而动，愈迫阳气上浮。然此乃内生之风，非外来之风也。故
宜用濡润收敛之品以息之。芍药与龙骨、牡蛎、萸肉又为宁息内风之
妙品也。若其肝风虽动，而阴阳不至离绝，其人或怔忡不宁，或目眩头
晕，或四肢间有麻木之时，可单将方中龙骨、牡蛎、萸肉各七八钱，更
加柏子仁一两以滋润肝木，其风自息。盖肝为将军之官，内寄龙雷之
火，最难驯服，惟养之镇之，恩威并用，而后骄将不难统驭也。

[**或问**] 中风之证，河间主火，东垣主气，丹溪主湿，所论虽非真中
风，亦系类中风，陈修园概目为小家技者何也？答曰：以三子意中几无
所谓真中风，直欲执其方以概治中风之证也。如河间地黄饮子治少阴气
厥不至，舌喑不能言，足废不能行，果其病固不瘳，其方用之多效。倘
其证兼外感，服之转能固闭风邪，不得外出，遗误非浅。若《金匮》侯
氏黑散，风引汤诸方，既治外感又治内伤，而其所用之药，不但并行不
悖，且能相助为理，超玄著，神妙无穷，以视三子之方，宁非狭小。夫

经方既如此超妙，而愚复有息风汤与前搜风汤之拟者，非与前哲争胜也。盖为仓猝救急之计，与侯氏黑散诸方用意不同也。

按：类中风之证不必皆因虚。王孟英曰：若其平素素禀阳盛，过啖肥甘，积热酿毒，壅塞隧络，多患类中风。宜化痰清热，流利机关。自始至终，忌投补滞。徐氏《洄溪医案》中所治中风案最精当。(《医学衷中参西录·治内外中风方·息风汤》)

泻肝降胃汤

[**组成**] 生赭石捣细，八钱　生杭芍一两　生石决明捣细，六钱　瓜蒌仁炒捣，四钱　甘草四钱　龙胆草二钱　净青黛二钱

[**主治**] 治吐衄证，左脉弦长有力，或胁下胀满作疼，或频作呃逆。此肝胆之气火上冲胃腑，致胃气不降而吐衄也。

[**方论**] 此方因病之原因在胆火肝气上冲，故重用芍药、石决明及龙胆、青黛诸药，以凉之、镇之。至甘草多用至四钱者，取其能缓肝之急，兼以防诸寒凉之药伤脾胃也。(《医学衷中参西录·论吐血衄血之原因及治法》)

旋覆代赭石汤

[**组成**] 旋覆花三两　人参二两　生姜切，五两　代赭石一两　大枣擘，十二枚　甘草炙，三两　半夏洗，半升

[**主治**] 心下停有水气，可作干呕咳喘，然水气仍属无形不至于痞硬也。乃至伤寒或因汗吐下伤其中焦正气，致冲气、肝气皆因中气虚损而上干，迫搏于心下作痞硬，且其外呼之气必噫而后出者，则非小青龙汤所能治矣，而必须治以旋覆代赭石汤。

[**用法**] 上七味，以水一斗，煮取六升，去滓，再煮取三升，温服一升，日三服。

[**方论**]《伤寒论》原文：伤寒发汗，若吐，若下，解后，心下痞硬，

噫气不除者，旋覆代赭石汤主之。

人之胃气，其最重之责任在传送饮食，故以息息下行为顺。乃此证因汗吐下伤其胃气，则胃气不能下行，或更转而上逆。下焦之冲脉（为奇经八脉之一），原上隶阳明，因胃气上逆，遂至引动冲气上冲，更助胃气上逆。且平时肝气原能助胃消食，至此亦随之上逆，团结于心下痞而且硬，阻塞呼吸之气不能上达，以致噫气不除。噫气者，强呼其气外出之声也。此中原有痰涎与气相凝滞，故用旋覆花之逐痰水除胁满者，降胃兼以平肝；又辅以赭石、半夏降胃即以镇冲；更伍以人参、甘草、大枣、生姜以补助胃气之虚，与平肝降胃镇冲之品相助为理，奏功自易也。

按：赭石之原质为铁氧化合，含有金气而兼饶重坠之力，故最善平肝、降胃、镇冲，在此方中当得健将，而只用一两，折为今之三钱，三分之则一剂中只有一钱，如此轻用必不能见效。是以愚用此方时，轻用则六钱，重用则一两。盖如此多用，不但取其能助旋覆、半夏以平肝、降胃、镇冲也，且能助人参以辅助正气。盖人参虽善补气，而实则性兼升浮，惟借赭石之重坠以化其升浮，则人参补益之力下行可至涌泉，非然者但知用人参以补气，而其升浮之性转能补助逆气，而分毫不能补助正气，是用之不如不用也。是以愚从屡次经验以来，知此方中之赭石，即少用亦当为人参之三倍也。夫当是出一书，一经翻印其分量即恒有差谬，况其几经口授、传写，至宋代始有印版，安知药味之分量分毫无差误呼！夫郭公、夏五、三豕渡河之类，古经史且不免差误，况医术乎？用古不至泥古，此救人为宗旨，有罪我者亦甘受责而不敢辞也。再者，赭石为铁氧化合宜生轧细用之，不宜煅用，若锻之，则铁氧分离（赭石原是铁矿，以火锻之铁即外出），即不堪用，且其质虽硬，实同铁锈（铁锈亦系铁氧化和），即作丸散亦可生用，于脾胃固毫无伤损也。

又旋覆花《本经》谓其味咸，主结气，胁下满，惊悸，除水。为其味咸，有似朴硝，故有软坚下行之功，是以有以上种种之功效。惟敝邑

（盐山）武帝台汗，其地近渤海，所产旋覆花大于药房鬻者几一倍，其味咸而且辛，用以平肝、降胃、开痰、利气诚有殊效。(《医学衷中参西录·太阳病旋覆代赭石汤证》)

养脑利肢汤

[组成] 野台参四钱　生赭石轧细，六钱　怀牛膝六钱　天花粉六钱　玄参五钱　生杭芍四钱　生明乳香三钱　生明没药三钱　威灵仙一钱　䗪虫大的，四枚　制马钱子末二分

[主治] 治同前证（指因脑部充血以致肢体痿废，迨脑充血治愈，脉象和平，而肢体仍痿废者。编者注），或服前方若干剂后肢体已能运动而仍觉无力者。

[用法] 共药十一味。将前十味煎汤，送服马钱子末。至煎渣再服时，亦送服马钱子末二分。

[方论] 上所录二方，为愚新拟之方，而用之颇有效验，恒能随手建功，试举一案以明之。(《医学衷中参西录·论肢体痿废之原因及治法》)

赭遂攻结汤

[组成] 生赭石轧细，二两　朴硝五钱　干姜二钱　甘遂轧细药汁送服，一钱半

[主治] 治宿食结于肠间，不能下行，大便多日不通。其证或因饮食过度，或因恣食生冷，或因寒火凝结，或因呕吐既久，胃气、冲气皆上逆不下降。

[加减] 热多者，去干姜。寒多者，酌加干姜数钱。呕多者，可先用赭石一两、干姜半钱煎服，以止其呕吐。呕吐止后，再按原方煎汤，送甘遂末服之。

[方论] 朴硝虽能软坚，然遇大便燥结过甚，肠中毫无水气者，其软坚之力，将无所施。甘遂辛窜之性，最善行水，能引胃中之水直达燥

结之处，而后朴硝因水气流通，乃得大施其软坚之力，燥结虽久，亦可变为溏粪，顺流而下也。特是甘遂力甚猛悍，以攻决为用，能下行亦能上达，若无以驾驭之，服后恒至吐泻交作。况此证多得之涌吐之余，或因气机不能下行，转而上逆，未得施其攻决之力，而即吐出者。故以赭石之镇逆，干姜之降逆，协力下行，以参赞甘遂成功也。且干姜性热，朴硝性寒，二药并用，善开寒火之凝滞。寒火之凝滞于肠间者开，宿物之停滞于肠间者亦易开也。愚用此方救人多矣，即食结中脘、下脘，亦未有不随手奏效者。(《医学衷中参西录·治燥结方》)

镇冲降胃汤

[组成] 生赭石轧细，一两　生怀山药一两　生龙骨捣细，八钱　生牡蛎捣细，八钱　生杭芍三钱　甘草二钱　广三七细末，分两次用头煎二煎之汤送服，二钱

[主治] 治吐衄证，右脉弦长有力，时觉有气起在下焦，上冲胃腑，饮食停滞不下，或频作呃逆，此冲气上冲，以致胃不降而吐衄也。

[方论] 方中龙骨、牡蛎，不但取其能敛冲，且又能镇肝，因冲气上冲之出，恒与肝气有关系也。(《医学衷中参西录·论吐血衄血之原因及治法》)

镇风汤

[组成] 钩藤钩三钱　羚羊角另炖兑服，一钱　龙胆草二钱　青黛二钱　清半夏二钱　生赭石轧细，二钱　茯神二钱　僵蚕二钱　薄荷叶一钱　朱砂研细送服，二分

[主治] 治小儿急惊风。其风猝然而得，四肢搐溺，身挺颈痉，神昏面热，或目睛上窜，或痰涎上壅，或牙关紧闭，或热汗淋漓。

[用法] 磨浓生铁锈水煎药。

[方论] 小儿得此证者，不必皆由惊恐。有因外感之热，传入阳明而得者，方中宜加生石膏；有因热疟而得者，方中宜加生石膏、柴胡。

（《医学衷中参西录·治小儿风证方·镇风汤》）

镇肝息风汤

[**组成**]怀牛膝一两　生赭石轧细，一两　生龙骨捣碎，五钱　生牡蛎捣碎，五钱　生龟甲捣碎，五钱　生杭芍五钱　玄参五钱　天冬五钱　川楝子捣碎，二钱　生麦芽二钱　茵陈二钱　甘草钱半

[**主治**]治内中风证（亦名类中风，即西人所谓脑充血证），其脉弦长有力（即西医所谓血压过高），或上盛下虚，头目时常眩晕，或脑中时常作疼发热，或目胀耳鸣，或心中烦热，或时常噫气，或肢体渐觉不利，或口眼渐形歪斜，或面色如醉，甚或眩晕，至于颠仆，昏不知人，移时始醒，或醒后不能复原，精神短少，或肢体痿废，或成偏枯。

[**加减**]心中热甚者，加生石膏一两。痰多者，加胆星二钱。尺脉重按虚者，加熟地黄八钱、净萸肉五钱。大便不实者，去龟甲、赭石，加赤石脂（喻嘉言谓石脂可代赭石）一两。

[**方论**]风名内中，言风自内生，非风自外来也。《内经》谓：诸风掉眩，皆属于肝。盖肝为木脏，于卦为巽，巽原主风。且中寄相火，征之事实，木火炽盛，亦自有风。此因肝木失和，风自肝起。又加以肺气不降，肾气不摄，冲气胃气又复上逆。于斯，脏腑之气化皆上升太过，而血之上注于脑者，亦因之太过，致充塞其血管而累及神经。其甚者，致令神经失其所司，至昏厥不省人事。西医名为脑充血证，诚由剖解实验而得也。是以方中重用牛膝以引血下行，此为治标之主药。而复深究病之本源，用龙骨、牡蛎、龟甲、芍药以镇息肝风，赭石以降胃降冲，玄参、天冬以清肺气，肺中清肃之气下行，自能镇制肝木。至其脉之两尺虚者，当系肾脏真阴虚损，不能与真阳相维系。其真阳脱而上奔，并挟气血以上冲脑部，故又加熟地、萸肉以补肾敛肾。从前所拟之方，原只此数味。后因用此方效者固多，间有初次将药服下，转觉气血上攻而病加剧者，于斯加生麦芽、茵陈、川楝子即无斯弊。盖肝为将军之官，

其性刚果，若但用药强制，或转激发其反动之力。茵陈为青蒿之嫩者，得初春少阳生发之气，与肝木同气相求，泻肝热兼舒肝郁，实能将顺肝木之性。麦芽为谷之萌芽，生用之亦善将顺肝木之性使不抑郁。川楝子善引肝气下达，又能折其反动之力。方中加此三味，而后用此方者，自无他虞也。心中热甚者，当有外感，伏气化热，故加石膏。有痰者，恐痰阻气化之升降，故加胆星也。(《医学衷中参西录·治内外中风方·镇肝息风汤》)

镇逆承气汤

[组成] 芒硝六钱　赭石研细，二两　生石膏捣细，二两　潞党参五钱

[主治] 治寒温阳明腑实，大便燥结，当用承气下之，而呕吐不能受药者。

[用法] 上药四味，用水四盅，先煎后三味，汤将成，再加芒硝，煎一两沸，取清汁二盅，先温服一盅。过三点钟，若腹中不觉转动，欲大便者，再温服余一盅。(《医学衷中参西录·治伤寒温病同用方·白虎加人参以山药代粳米汤》)

镇逆汤

[组成] 生赭石轧细，六钱　青黛二钱　清半夏三钱　生杭芍四钱　龙胆草三钱　吴茱萸一钱　生姜二钱　野台参二钱

[主治] 治呕吐，因胃气上逆，胆火上冲者。(《医学衷中参西录·治呕吐方·镇逆汤》)

镇摄汤

[组成] 野台参五钱　生赭石轧细，五钱　生芡实五钱　生山药五钱　萸肉去净核，五钱　清半夏二钱　茯苓二钱

［主治］治胸膈满闷，其脉大而弦，按之似有力，非真有力，此脾胃真气外泄、冲脉逆气上干之证，慎勿作实证治之。若用开通之药，凶危立见。

［加减］服药数剂后，满闷见轻，去芡实，加白术二钱。

［方论］服此汤数剂后，脉见柔和，即病有转机，多服自愈。

脉之真有力者，皆有洪滑之象。洪者如波涛叠涌，势作起伏；滑者指下滑润，累累如贯珠。此脉象弦直，既无起伏之势，又无贯珠之形，虽大而有力，实非真有力之象。

和缓者脾胃之正脉，弦长者肝胆之正脉。然脾胃属土，其脉象原宜包括金、木、水、火诸脏腑，故六部之脉皆有和缓，乃为正象。今其脉弦而有力，乃肝木横恣，侵侮脾土之象，故知其脾胃虚也。

冲脉上隶阳明，故冲气与胃气原相贯通。今因胃气虚而不降，冲气即易于上干。此时脾胃气化不固，既有外越之势，冲气复上干而排挤之，而其势愈外越，故其脉又兼大也。（《医学衷中参西录·治阴虚劳热方·镇摄汤》）

治喘证方 1
（方名为编者所加，编者注）

［组成］大怀熟地　生怀山药各一两　生杭芍　柏子仁　甘枸杞　净萸肉　生赭石细末，各五钱　苏子　甘草各二钱

［加减］汗多者，可加生龙骨、生牡蛎各数钱；热多者，可加玄参数钱。

［方论］肾主闭藏，亦主翕纳，原所以统摄下焦之气化，兼以翕纳呼吸之气，使之息息归根也。有时肾虚不能统摄其气化，致其气化膨胀于冲任之间，转挟冲气上冲，而为肾行气之肝木（方书谓肝行肾之气），至此不能疏通肾气下行，亦转随之上冲，是以吸入之气未受下焦之翕纳，而转受下焦之冲激，此乃喘之所由来，方书所谓肾虚不纳气也。当

治以滋阴补肾之品，而佐以生肝血、镇肝气及镇冲、降逆之药。(《医学衷中参西录·总论喘证治法》)

治喘证方 2

(方名为编者所加，编者注)

[组成] 宜于前方中（指治喘证方1：大怀熟地、生怀山药各一两，生杭芍、柏子仁、甘枸杞、净萸肉、生赭石细末各五钱，苏子、甘草各二钱。编者注）去芍药　甘草　加野台参五钱　萸肉改用一两，赭石改用八钱。

[主治] 有肾虚不纳气，更兼元气虚甚，不能固摄，而欲上脱者，其喘逆之状恒较但肾虚者尤甚。

[加减] 心中觉热者，可酌加天冬数钱。

[用法] 服一剂喘见轻。

[方论] 或用拙拟参赭镇气汤亦可（方载三期第二卷，系野台参、生杭芍各四钱，生赭石、生龙骨、生牡蛎、净萸肉各六钱，生怀山药、生芡实各五钱，苏子二钱）。(《医学衷中参西录·总论喘证治法》)

治喘证方 3

(方名为编者所加，编者注)

[组成] 川楝子　生杭芍　生赭石细末，各六钱　厚朴　清半夏　乳香　没药　龙胆草　桂枝尖　苏子　甘草各二钱

[主治] 有因猝然暴怒，激动肝气、肝火，更挟冲气上冲，胃气上逆，迫挤肺之吸气不能下行作喘者。

[用法] 磨取铁锈浓水煎服。

[方论] 以上三项（指治喘证方1、2、3证，编者注）作喘之病因，由于肝肾者也，而其脉象则有区别。阴虚不纳气者，脉多细数；阴虚更兼元气欲脱者，脉多上盛下虚；肝火、肝气挟冲气、胃气上冲者，脉多硬

弦而长。审脉辨证，自无差误也。(《医学衷中参西录·总论喘证治法》)

结胸之证，有内伤外感之殊。内伤结胸，大抵系寒饮凝于贲门之间，遏抑胃气不能上达，阻隔饮食不能下降。当用干姜八钱，赭石两半，川朴、甘草各三钱开之。(《医学衷中参西录·论结胸治法》)

治结胸方

（方名为编者所加，编者注）

[**组成**] 当用干姜八钱，赭石两半，川朴、甘草各三钱，开之。

[**方论**] 结胸之证，有内伤外感之殊。内伤结胸，大抵系寒饮凝于贲门之间，遏抑胃气不能上达，阻隔饮食不能下降。……其在幼童，脾胃阳虚，寒饮填胸，呕吐饮食成慢惊，此亦皆寒饮结胸证。可治以庄在田《福幼编》逐寒荡惊汤（胡椒、炮姜、肉桂各一钱，丁香十粒，共捣成细渣。以灶心土三两煮汤，澄清，药皆捣碎，不可久煎，肉桂又忌久煎，三四沸即可，煎药大半茶杯。编者注）。若用其方寒痰仍不开，呕吐仍不能止者，可将方中胡椒倍用二钱。若非寒饮结胸，或为顽痰结胸，或为热痰结胸者，阻塞胸中之气化不能升降，甚或有碍呼吸，危在目前，欲救其急，可用硼砂四钱开水融化服之，将其痰吐出。其为顽痰者，可再用瓜蒌仁二两，苦葶苈三钱（袋装）煎汤饮之，以涤荡其痰。其为热痰者，可于方中加芒硝四钱。有胸中大气下陷，兼寒饮结胸者，其证尤为难治。(《医学衷中参西录·论结胸治法》)

滋培汤

[**组成**] 生山药一两　於术炒，三钱　广陈皮二钱　牛蒡子炒捣，二钱　生杭芍三钱　玄参三钱　生赭石轧细，三钱　炙甘草二钱

[**主治**] 治虚劳喘逆，饮食减少，或兼咳嗽，并治一切阴虚羸弱诸症。

[**方论**] 痰郁肺窍则作喘，肾虚不纳气亦作喘。是以论喘者恒责之

肺、肾二脏，未有责之于脾、胃者。不知胃气宜息息下行，有时不下行而转上逆，并迫肺气亦上逆即可作喘。脾体中空，能容纳诸回血管之血，运化中焦之气，以为气血宽闲之地，有时失其中空之体，或变为紧缩，或变为胀大，以致壅激气血上逆迫肺，亦可作喘。且脾脉缓大，为太阴湿土之正象，虚劳喘嗽者，脉多弦数，与缓大之脉反对，乃脾土之病脉也。故重用山药以滋脾之阴，佐以於术以理脾之阳，脾脏之阴阳调和，自无或紧缩，或涨大之虞。特是，脾与胃脏腑相依，凡补脾之药皆能补胃。而究之脏腑异用，脾以健运磨积、宣通津液为主；胃以熟腐水谷、传送糟粕为主。若但服补药，壅滞其传送下行之机，胃气或易于上逆，故又宜以降胃之药佐之，方中之赭石、陈皮、牛蒡是也。且此数药之性，皆能清痰涎，利肺气，与山药、玄参并用，又为养肺止嗽之要品也。用甘草、白芍者，取其甘苦化合，大有益于脾胃，兼能滋补阴分也。并治一切虚劳诸症者，诚以脾胃健壮，饮食增多，自能运化精微以培养气血也。(《医学衷中参西录·治喘息方·滋培汤》)

滋阴清降汤

[**组成**] 生赭石轧细，八钱　生怀山药一两　生地黄八钱　生龙骨捣细，六钱　生牡蛎捣细，六钱　生杭芍四钱　甘草二钱　广三七细末，分两次用头煎二煎之汤送服，二钱

[**主治**] 治吐衄证，失血过多，阴分亏损，不能潜阳而作热，不能纳气而作喘，甚或冲气因虚上干，为呃逆、眩晕、咳嗽，心血因不能内荣，为怔忡、惊悸、不寐，脉象浮数重按无力者。

[**方论**] 此方即此方即三期吐衄门中清降汤，加龙骨、牡蛎、地黄、三七也。原方所主之病，原与此方无异，而加此数味治此病尤有把握。此因临证既多，屡次用之皆验，故于原方有所增加也。(《医学衷中参西录·论吐血衄血之原因及治法》)

治痫风方

（方名为编者所加，编者注）

[**组成**] 赭石六钱　於术　酒曲（用神曲则无效且宜生用）　半夏
龙胆草　生明没药各三钱

真黑铅四两，铁锅内熔化，再加硫黄细末二两，撒于铅上，硫黄皆
着，急用铁铲拌炒之，铅经硫黄烧炼，皆成红色，因拌炒结成砂子，取
出凉冷，碾轧成饼者（系未化透之铅）去之，余者再用乳钵研极细末，
掺朱砂细末与等份，再少加蒸熟麦面（以仅可作丸为度），水和作丸，
半分重（干透足半分）。

西药臭剥、臭素、安母纽谟各二钱，抱水过鲁拉尔一钱，共研细，
掺蒸熟麦面四钱，水和为丸，桐子大。

[**用法**] 上药早、晚各服西药十四瓦，午时服铅硫朱砂丸十二丸，
日服药三次，皆煎汤剂送下，汤药一剂可煎三次，以递送三次所服丸
药，如此服药月余，痫风可以除根。

[**方论**] 庚申岁，在奉天立达医院因诊治此等证（指痫证，编者注），
研究数方，合用之，连治数人皆愈。

《内经》云：诸风掉眩，皆属于肝。肝经风火挟痰上冲，遂致脑气
筋顿失其所司，周身抽掣，知觉全无，赭石含有铁质，既善平肝，而其
降逆之力又能协同黑铅、朱砂以坠痰镇惊，此其所以效也。而必兼用
西药者，因臭剥、臭素诸药，皆能强制脑筋以治病之标，俾目前不至反
复，而后得徐以健脾、利痰、祛风、清火之药以铲除其病根也。(《医学
衷中参西录·赭石解》)

第三章 医 案

第一节 内科医案

伤 寒

○一人，年四十许。二便不通，呕吐其剧，不受饮食，倩人询方，疑系外感之热所致，问其心中发热否，言来时未尝言及。遂为约略疏方，以赭石二两以止其呕吐，生杭芍一两以通小便，芒硝三钱以通大便。隔日，其人复来，言服后呕吐即止，二便亦通，此时心中发热且渴如故。既曰如故，是其从前原有热渴之病，阳明之腑证已实，特其初次遣人未尝详言也。投以大剂白虎加人参汤，一剂而愈。

按：此证亦镇逆承气汤证，因其证两次始述明，遂致将方中药品前后两次分用之，其病亦即前后两次而愈矣。(《医学衷中参西录·治伤寒温病同用方·白虎加人参以山药代粳米汤》)

温 病

○丁卯仲夏，国民革命军第二十军四师七旅旅长何君身染温病。军医以香薷饮、藿香正气散治之，不效。迎为诊视，遵用《衷中参西录》清解汤，一剂而愈。时因大军过境温病盛行，以书中清解汤、凉解汤、寒解汤、仙露汤、从龙汤、馏水石膏饮，有呕者兼用代赭石。本此数方变通而用，救愈官长目兵三千余人，共用生石膏一千余斤，并未偾事。

先生之《衷中参西录》，真乃世界救命之书，而堪为医界开一新纪元也。后学又自搜求两方，亦甚奇异（本案为他人所治，编者注）。(《医学衷中参西录·治伤寒温病同用方·仙露汤》)

○ 奉天鼓楼南，连奉澡塘曲玉轩得温病。恶心呕吐，五日不能饮食，来院求为诊治。其脉浮弦，数近六至，重按无力，口苦心热，舌苔微黄。因思其脉象浮弦者，少阳、阳明二经之气化挟温热之气上逆也。按之无力者，吐久不能饮食，缺乏水谷之气也。至数近六至者，热而兼虚，故呈此数象也。因思石膏之性能清热镇逆，且无臭味，但以之煮水饮之，或可不吐。遂用生石膏细末两半，煎汤两茶杯，分二次温饮下。初次饮未吐，至二次仍吐出。病人甚觉惶恐，加以久不饮食，几难支持。愚曰：勿恐。再用药末数钱，必然能止呕吐。遂单用生赭石细末四钱，俾以开水送下。须臾觉恶心立止，胸次通畅，饥而思食。遂食薄粥一瓯，觉下行顺利，从此不复呕吐，而心中犹觉发热，舌根肿胀，言语不利。遂用生石膏一两，丹参、乳香、没药、连翘各三钱，两剂而愈。(《医学衷中参西录·治伤寒温病同用方·荡胸汤》)

○ 奉天烟酒公卖局科员许寿庵，年二十余，得温病。三四日觉中脘郁结，饮食至其处不下行，仍上逆吐出。来院求为诊治。其脉沉滑而实，舌苔白而微黄。表里俱觉发热，然不甚剧。自言素多痰饮，受外感益甚。因知其中脘之郁结，确系外感之邪与痰饮相凝滞也。先投以荡胸汤（蒌仁二两，生赭石二两，苏子六钱，芒硝四钱，冲服，主治寒温结胸。编者注），两点钟后，仍复吐出。为拟此方（指一味莱菔子汤：莱菔子生者一两，熟者一两。共捣碎，煎汤一大茶杯，顿服之。主治寒温结胸，其症胸膈痰饮，与外感之邪互相凝结，上塞咽喉，下滞胃口，呼吸不利，满闷短气，饮水不能下行，或转吐出。兼治疫证结胸。编者注），一剂结开，可受饮食。继投以清火理痰之品，两剂痊愈。

按：此证若服荡胸汤，将方中赭石细末留出数钱，开水送下，再服汤药亦可不吐，其结亦必能开。非莱菔子汤之力胜于荡胸汤也，而试之偶效，尤必载此方者，为药性较荡胸汤尤平易，临证者与病家，皆可放胆用之而无疑也。若此方不效者，亦可改用荡胸汤，先将赭石细末送下数钱之法。(《医学衷中参西录·治伤寒温病同用方·一味莱菔子汤》)

○刘秀岩，年三十二岁，住天津城北金钢桥西，小学教员，于季夏得温热病，兼呕吐不受饮食。

[病因] 学校与住宅相隔甚近，暑假放学，至晚仍在校中宿卧，一日因校中无人，其衾褥被人窃去，追之不及，因努力奔跑，周身出汗，乘凉歇息，遂得斯病。

[证候] 心中烦热，周身时时汗出，自第二日，呕吐不受饮食。今已四日，屡次服药亦皆吐出，即渴时饮水亦恒吐出。舌苔白厚，大便四日未行。其脉左部弦硬，右部弦长有力，一息五至。

[诊断] 其脉左部弦硬者，肝胆之火炽盛也。右部弦长者，冲气挟胃气上冲也。弦长而兼有力者，外感之热已入阳明之腑也。此证因被盗怒动肝气，肝火上冲，并激动冲气挟胃气亦上冲，而外感之热又复炽盛于胃中以相助为虐，是以烦热汗出不受饮食而吐药吐水也。此当投以清热镇逆之剂。

[处方] 生石膏（细末）二两，生赭石（细末）六钱，镜面朱砂（细末）五钱。和匀分作五包，先送服一包，过两点钟再送服一包，病愈即停服，不必尽剂。方用散剂不用汤剂者，止呕吐之药丸散优于汤剂也。

[效果] 服至两包，呕吐已愈，心中犹觉烦热。服至四包，烦热痊愈，大便亦通下矣。

[说明] 石膏为石质之药，本重坠且又寒凉，是以白虎汤中以石膏为主，而以甘草缓之，以粳米和之，欲其服后留恋于胃中，不至速于下行。故用石膏者，忌再与重坠之药并用，恐其寒凉侵下焦也，并不可与开破之药同用，因开破之药力原下行也。乃今因肝气、胆火相并上冲，

更激动冲气挟胃气上冲，且更有外感之热助之上冲，因致脏腑之气化有升无降，是以饮食与药至胃中皆不能存留，此但恃石膏之寒凉重坠原不能胜任，故特用赭石之最有压力者以辅之。此所以旋转脏腑中之气化，而使之归于常也。设非遇此等症脉，则石膏原不可与赭石并用也。(《医学衷中参西录·温病门·温病兼呕吐》)

○马心琢，天津城里乡祠前皮局工人，年二十八岁，于季秋得温病兼喉痧痰喘证。

[病因] 初因外出受风感冒甚微，医者用热药发之，陡成温病，而喉病喘病遂同时发现。

[证候] 表里俱壮热，喘逆咳嗽，时吐痰涎，咽喉左边红肿作疼（即西人所谓扁桃体炎）。其外边项左侧亦肿胀，呼吸皆有窒碍。为其病喉且兼喘逆，则吸气尤形困难，必十分努力始能将气吸入。其舌苔白而薄，中心微黄。小便赤涩，大便四日未行。其脉左右皆弦长，右部重诊有力，一分钟九十六至。

[诊断] 此乃外感之热已入阳明之腑，而冲气又挟胃气、肝火上冲也。为其外感之热已入阳明之腑，是以右脉之力胜于左脉，为其冲气挟胃气、肝火上冲，是以左右脉皆弦长。病现喘逆及咽喉肿疼，其肿痛偏左者，正当肝火上升之路也。拟治以麻杏甘石汤，兼加镇冲降胃、纳气利痰之品以辅之，又宜兼用针刺放血以救目前之急。

[处方] 麻黄一钱，生石膏（捣细）二两，生赭石（轧细）一两，生怀山药八钱，杏仁（去皮，炒捣）三钱，连翘三钱，牛蒡子（捣碎）三钱，射干二钱，甘草一钱。共煎汤两盅，分两次温服。又于未服药之前，用三棱针刺其两手少商出血，用有尖小刀刺其咽喉肿处，开两小口令其出血，且用硼砂、西药盐酸加里融以三十倍之水，俾其含漱。又于两手合谷处为之行针。其咽喉肿处骤然轻减，然后服药。

复诊 将药服后，其喘顿愈强半，呼吸似无妨碍，表里之热亦愈强半。脉象亦较前平和，其右部仍然有力。胸膈似觉郁闷，有时觉气上冲，仍然咳嗽，大便犹未通下。拟再治以开郁降气、清热理嗽之剂。

[处方] 糖瓜蒌（切碎）二两，生石膏（捣细）一两，生赭石（轧细）五钱，生杭芍三钱，川贝母三钱，碎竹茹三钱，牛蒡子（捣碎）三钱。共煎汤一大盅，温服。

[效果] 将药煎服一剂，大便通下，诸病皆愈。惟一日之间犹偶有咳嗽之时，俾用川贝母细末和梨蒸食之，以善其后。

[说明] 凡用古人成方治病，其药味或可不动，然必细审其药之分量或加或减，俾与病机相宜。如麻杏甘石汤原方，石膏之分量仅为麻黄之两倍，而此证所用麻杏甘石汤则石膏之分量二十倍于麻黄矣。盖《伤寒论》之麻杏甘石汤原非为治喉证而设，今借之以治喉证。原用麻黄以散风定喘，又因此证之喉肿太甚，有碍呼吸，而方中犹用麻黄，原为行险之道，故麻黄仅用一钱，而又重用生石膏二两以监制之。且于临服药时先用刀开其患处，用针刺其少商与合谷，此所以于险中求稳也。尝闻友人杨达夫言，有一名医深于《伤寒论》，自著有《注解伤寒论》之书行世，偶患喉证，自服麻杏甘石汤竟至不起，使其用麻杏甘石汤时，亦若愚所用者如此加减，又何患喉证不愈乎？纵使服药不能即愈，又何致竟不起乎？由此知非古人之方误人。麻杏甘石汤原为发汗后及下后汗出而喘无大热者之的方，原未言及治喉证也。而欲借之以治喉证，能勿将药味之分量为之加减乎？尝总核《伤寒论》诸方用于今日，大抵多稍偏于热，此非仲景之不善制方也。自汉季至今，上下相隔已一千六百余年，其天地之气化，人生之禀赋，必有不同之处，是以欲用古方皆宜细为斟酌也。（《医学衷中参西录·温病门·温病兼喉痧痰喘》）

○外孙王竹荪，年五十，身体素羸弱，于仲夏得温病。心中热而烦躁，忽起忽卧，无一息之停。其脉大而且硬，微兼洪象。其舌苔薄而微黑，其黑处若斑点。知其内伤与外感并重也。其大便四日未行，腹中胀满，按之且有硬处。其家人言，腹中满硬系宿病，已逾半载，为有此病，所以身形益羸弱。因思宿病宜从缓治，当以清其温热为急务。为疏方，用白虎加人参汤，方中石膏用生者两半，人参用野台参五钱，又以生山药八钱代方中粳米，煎汤两盅，分三次温饮下。一剂外感之热已退强半，烦躁略减，仍然起卧不安，而可睡片时。脉之洪象已无，而大硬如故。其大便尤未通下，腹中胀益甚。

遂用生赭石细末、生怀山药各一两，野台参六钱，知母、玄参各五钱，生鸡内金钱半。煎汤服后，大便通下。迟两点钟，腹中作响，觉瘀积已开，连下三次，皆系陈积，其证陡变，脉之大与硬，较前几加两倍，周身脉管皆大动，几有破裂之势，其心中之烦躁，精神之骚扰，起卧之频频不安，实有不可言语形容者。其家人环视惧甚，愚毅然许为治愈。

遂急开净萸肉、生龙骨各两半，熟地黄、生山药各一两，野台参、白术各六钱，炙甘草三钱。煎汤一大碗，分两次温饮下，其状况稍安，脉亦见敛。当日按方又进一剂，可以安卧。须臾，其脉渐若瘀积未下时，其腹亦见软，惟心中时或发热。继将原方去白术，加生地黄八钱，日服一剂。三剂后，脉象已近平和，而大便数日未行，且自觉陈积未净，遂将萸肉、龙骨各减五钱，加生赭石六钱，当归三钱。又下瘀积若干，其脉又见大，遂去赭石、当归，连服十余剂痊愈。(《医学衷中参西录·论革脉之形状及治法》)

〇一媪，年六十余。当孟夏晨饭之际，忽闻乡邻有斗者，出视之，见强者凌弱太甚，心甚不平；又兼饭后有汗受风，遂得温证。表里俱热，胃口堵塞，腹中疼痛，饮水须臾仍吐出。七八日间，大便不通。其脉细数，按之略实。自言心中燥渴，饮水又不能受，从前服药止吐，其药亦皆吐出。若果能令饮水不吐，病犹可望愈。愚曰：易耳。为开此汤

（荡胸汤：蒌仁二两，生赭石二两，苏子六钱，芒硝四钱，冲服。用水四盅，煎取

清汁两盅，先温服一盅。结开，大便通行，停后服。若其胸中结犹未开，过两点钟，再温服一盅。若胸中之结已开，而大便犹未通下，且不觉转矢气者，仍可温服半盅。主治寒温结胸，其证胸膈痰饮，与外感之邪互相凝结，上塞咽喉，下滞胃口，呼吸不利，满闷短气，饮水不能下行，或转吐出。兼治疫证结胸。编者注），加生石膏二两、野台参五钱，煎汤一大碗，分三次温饮下。晚间服药，翌晨大便得通而愈。当大便未通时，曾俾用山萸肉（去净核）二两煎汤，以备下后心中怔忡及虚脱，及大便通后，微觉怔忡，服之即安（《医学衷中参西录·赭石解》中也录有本案，编者注）。(《医学衷中参西录·治伤寒温病同用方·荡胸汤》)

○一邻妇，年二十余。得温病已过十日，上焦燥热、呕吐，大便燥结，自病后未行。延医数次服药皆吐出，适愚自他处归，诊其脉，关前甚洪实。一息五至余，其脉上盛于下一倍，所以作呕吐。其至数者，吐久伤津液也。为拟此汤［镇逆承气汤：芒硝六钱，赭石（研细）二两，生石膏（捣细）二两，潞党参五钱。上药四味，用水四盅，先煎后三味，汤将成，再加芒硝，煎一两沸，取清汁二盅，先温服一盅。过三点钟，若腹中不觉转动，欲大便者，再温服余一盅。主治寒温阳明腑实，大便燥结，当用承气下之，而呕吐不能受药者。编者注］，一剂热退呕止，大便得通而愈。

或问：此证胃腑热实大肠燥结，方中何以复用党参？答曰：此证多有呕吐甚剧，并水浆不能存者，又有初病即呕吐，十数日不止者，其胃气与胃中津液，必因呕吐而大有伤损，故用党参补助胃中元气；且与凉润之石膏并用，大能滋胃中津液，俾胃中气足液生，自能运转药力下至魄门以通大便也。愚用此方救人多矣，果遇此等证，放胆投之，无不效者。(《医学衷中参西录·治伤寒温病同用方·镇逆承气汤》)

○一人，年三十余，初则感冒发颐，数日颔下颈项皆肿，延至膺胸，复渐肿而下。其牙关紧闭，惟自齿缝可进稀汤，而咽喉肿疼又艰于下咽。延医调治，服清火解毒之药数剂，肿势转增。时当中秋节后，淋雨不止，因病势危急，冒雨驱车迎愚。既至见其颌下连项壅肿异常，状类时毒（疮家有时毒证），抚之硬而且热，色甚红，纯是一团火毒之气，下肿已至心口，自牙缝中进水半口，必以手掩口，十分努力方能下咽，且痰涎壅滞胸中，上至咽喉，并无容水之处，进水少许，必换出痰涎一口，且觉有气自下上冲，常作呃逆，连连不止。诊其脉洪滑而长，重按有力，兼有数象。愚曰：此病俗所称虾蟆瘟也。毒热炽盛，盘踞阳明之腑，若火之燎原，必用生石膏清之，乃可缓其毒热之势。从前医者在座，谓曾用生石膏一两，毫无功效。愚曰：石膏乃微寒之药，《本经》原有明文，如此热毒仅用两许何能见效？遂用生石膏四两，清半夏四钱，金线重楼三钱，连翘、蝉蜕各一钱。煎服后，觉药停胸间不下，其热与肿似有益增之势，知其证兼结胸，火热无下行之路，故益上冲也。

幸药坊即在本村，复急取生石膏四两，赭石三两，又煎汤徐徐温饮下，仍觉停于胸间。又急取赭石三两，蒌仁二两，芒硝八钱，又煎汤饮下，胸间仍不开通。此时咽喉益肿，再饮水亦不能下。病家惶恐无措，愚晓之曰：我所以亟亟连次用药者，正为此病肿势浸增，恐稍迟缓则药不能进。今其胸中既贮如许多药，断无不下行之理。药下行则结开便通，毒火随之下降，而上焦之肿热必消矣。时当晚十点钟，至夜半觉药力下行，黎明下燥粪数枚，上焦肿热觉轻，水浆可进，晨饭时牙关亦微开，服茶汤一碗。午后肿热又渐增，抚其胸热犹烙手，脉仍洪实，意其燥结必未尽下，遂投以大黄四钱，芒硝五钱，又下燥粪兼有溏粪，病遂大愈，而肿处之硬者仍不甚消，胸间抚之犹热，脉象亦仍有余热，又用生石膏三两，金银花、连翘、金线重楼各数钱，煎汁一大碗，分数次温饮下，日服一剂，三日痊愈（按此证两次用石膏、赭石之时即宜加大黄、芒硝）。(《医学衷中参西录·石膏解》)

○一室女得温病。两三日间，痰涎郁塞，胸膈满闷异常，频频咳吐，黏若胶漆，且有喘促之意，饮水停滞胃口，间或吐出，其脉浮滑。

问之微觉头疼，知其表证犹未罢也。遂师河间双解散之意，于荡胸汤（荡胸汤：蒌仁二两，生赭石二两，苏子六钱，芒硝四钱，冲服。用水四盅，煎取清汁两盅，先温服一盅。结开，大便通行，停后服。若其胸中结犹未开，过两点钟，再温服一盅。若胸中之结已开，而大便犹未通下，且不觉转矢气者，仍可温服半盅。主治寒温结胸，其证胸膈痰饮，与外感之邪互相凝结，上塞咽喉，下滞胃口，呼吸不利，满闷短气，饮水不能下行，或转吐出。兼治疫证结胸。编者注）中加连翘、蝉蜕各三钱。服后微汗，大便得通而愈。（《医学衷中参西录·治伤寒温病同用方·荡胸汤》）

〇 又王御史庄赵希贤之子，年十九岁，偶得温病，医者下之太早，大便转不通者十八日，热渴喘满，舌苔干黑，牙龈出血，目盲谵语，腹胀如鼓，脐突出二寸，屡治不效。忽大便自利，完谷不化，随食随即泻出。诊其脉尽伏，身冷厥逆，气息将无。乍临茫然不知所措，细询从前病状及所服之药，始悟为阳极似阴，热深厥亦深也。然须用药将其滑泻止住，不复热邪旁流，而后能治其热厥。遂急用野台参三钱，大熟地、生山药、滑石各六钱。煎服后，泻止脉出，洪长滑数，右部尤甚。继拟以大剂白虎加人参汤，生石膏重用至八两。竟身热厥回，一夜甚安。至明晨，病又如故。试按其腹中，有坚块，重按眉皱似疼，且其腹胀脐突若此，知其内有燥粪甚多。遂改用大黄一两，芒硝六钱，赭石、蒌仁各八钱，煎汤一大盅，分两次温饮下，下燥粪二十七枚而愈（本案为他人所治，编者注）。（《医学衷中参西录·董寿山来函》）

〇 赵印龙，邑北境许孝子庄人，年近三旬，业农，于孟秋得风温病。

[病因] 孟秋下旬，农人忙甚，因劳力出汗过多，复在树阴乘凉过度，遂得风温病。

[证候] 胃热气逆，服药多呕吐。因此屡次延医服药，旬余无效。及愚诊视，见其周身壮热，心中亦甚觉热，五六日间饮食分毫不进，大

便数日未行。问何不少进饮食？自言有时亦思饮食，然一切食物闻之皆臭恶异常，强食之即呕吐，所以不能食也。诊其脉弦长有力，右部微有洪象，一息五至。

[诊断] 即此症脉相参，知其阳明腑热已实，又挟冲气上冲，所以不能进食，服药亦多呕也。欲治此证当以清胃之药为主，而以降冲之药辅之。则冲气不上冲，胃气亦必随之下降，而呕吐能止即可以受药进食矣。

[处方] 生石膏（捣细）三两，生赭石（轧细）一两，知母八钱，潞党参四钱，粳米三钱，甘草二钱。共煎汤一大碗，分三次温服下。

[方解] 此方乃白虎加人参汤又加赭石。为其胃腑热实，故用白虎汤；为其呕吐已久，故加人参；为其冲胃上逆，故又加赭石也。

[效果] 将药三次服完，呕吐即止，次日减去赭石，又服一剂，大便通下，热退强半。至第三日减去石膏一两，加玄参六钱，服一剂，脉静身凉，而仍分毫不能饮食，憎其臭味如前。

愚晓其家人曰：此病已愈，无须用药，所以仍不饮食者，其胃气不开也。胃之食物莫如莱菔，可用鲜莱菔切丝香油炒半熟，而以葱酱作汤，勿过熟，少调以绿豆粉俾服之。至汤作熟时，病患仍不肯服，迫令尝少许，始知香美，须臾服尽两碗，从此饮食复常。病患谓其家人曰：吾从前服药十余剂，病未见愈，今因服莱菔汤而霍然痊愈，若早知莱菔汤能如此治病，则吾之病不早愈乎？其家人不觉失笑。(《医学衷中参西录·温病门·风温》)

○郑伯恕，奉天裕盛铭印书局经理，年五十二岁，于季春得温病，兼冲气自下上冲。

[病因] 其人素有痰饮，偶有拂意之事，肝火内动，其冲气即挟痰饮上涌，连连呕吐痰水。季春之时，因受感冒成温病。温热内传，触动冲气又复上冲。

[证候] 表里俱壮热，嗜饮凉水，痰涎上泛，屡屡咳吐，呃逆哕气，连连不除，两胁作胀。舌苔白厚，而中心微黄。大便三日未行。其脉左部弦硬而长，右部洪滑而长，皆重按有力。此温病之热，已入阳明之腑，又兼肝火挟冲气上冲也。是以其左脉弦硬为肝火炽盛，其弦硬而长即为冲脉上冲之现象也；其右脉洪滑，为温热已入阳明胃腑，其洪滑而长，亦冲气上冲之现象也。因冲脉虽居于上，而与阳明、厥阴皆有连带之关系也。欲治此证，当重用白虎汤以清阳明之热，而以泻肝降冲理痰之品辅之。

[处方] 生石膏（捣细）三两，生赭石（轧细）一两，生龙骨（捣碎）八钱，生牡蛎（捣碎）八钱，白知母八钱，生杭芍六钱，清半夏三钱，厚朴钱半，甘草二钱，粳米四钱。共煎汤三盅，分三次温饮下。

[效果] 将药分三次服完，热退气平，痰涎亦减十之七八，脉象亦近平和。其大便犹未通下，遂即原方将石膏、龙骨、牡蛎各减半，再煎服一剂，大便通下，病痊愈。

方书用石膏未有与赭石并用者，即愚生平用石膏亦未尝与赭石并用，恐其寒凉之性与赭石之重坠者并用，而直趋下焦也。然遇有当用之病则病当之，非人当之。有如此证，不重用石膏则阳明之大热不除，不重用赭石则上逆之冲气莫制，此所以并用之而无妨碍也。设若此证，但阳明热实而无冲气上逆，服此药后其大便当即通下，或更至于滑泻。而阳明胃腑之热转难尽消，为其兼有冲气上逆，故必俟服之第二剂大便始能通下，此正所谓病当之，非人当之之明征也。

龙骨、牡蛎之性，皆善镇肝敛冲，以之治痰原非所长，而陈修园谓龙骨、牡蛎同用，能引逆上之火泛滥之水下归其宅，为治痰之神品。其所谓痰，皆逆上之火、泛滥之水所成，即此证之冲气上冲、痰饮上泛者是也。是以方中龙骨、牡蛎各重用八钱，辅翼赭石以成降逆消痰之功，而非可泛以之治痰也。至于二药必生用者，非但取其生则性凉能清热也。《伤寒论》太阳篇用龙骨、牡蛎者三方，皆表证未罢，后世解者谓，龙骨、牡蛎，敛正气而不敛邪气，是以仲师于表证未罢者亦用之。然三方中之龙骨、牡蛎下皆未注有"煅"字，其生用可知，虽其性敛正气不敛邪气，若煅之则其性过涩，亦必于外感有碍也。且煅之则其气轻浮，不能沉重下达，以镇肝敛冲更可知矣。（《医学衷中参西录·温病门·温病兼冲气上冲》）

〇族侄秀川，年五十三岁，在天津业商，于仲春下旬得温病兼吐泻，腿筋抽缩作疼。

[病因] 素为腿筋抽疼病，犯时即卧床不能起，一日在铺中，旧病陡发，急乘洋车回寓，因腿疼出汗在路受风，遂成温病，继又吐泻交作。

[证候] 表里俱壮热，呕吐连连不止，饮水少许亦吐出，一日夜泻十余次。得病已三日，小便滴沥全无，腿疼剧时恒作号呼，其脉左部浮弦似有力，按之不实。右部则弦长有力，重按甚硬，一息逾五至。

[诊断] 此证因阴分素亏血不荣筋，是以腿筋抽疼。今又加以外感之壮热，传入阳明以灼耗其阴分，是以其脉象不为洪滑有力而为弦硬有力，此乃火盛阴亏之现象也。其作呕吐者，因其右脉弦硬且长，当有冲气上冲，因致胃气不下行而上逆也。其小便不利大便滑泻者，因阴虚肾亏不能漉水，水归大肠，是以下焦之气化不能固摄也。当用拙拟滋阴宣解汤（在三期五卷），以清热滋阴，调理二便，再加止呕吐及舒筋定疼之品辅之。

[处方] 生怀山药一两，滑石一两，生杭芍一两，清半夏（温水淘三次）四钱，碎竹茹三钱，净青黛二钱，连翘钱半，蝉蜕钱半，甘草三钱，全蜈蚣（大者一条，为末）。药共十味，将前九味煎汤一大盅送服蜈蚣细末，防其呕吐俾分三次温服，蜈蚣末亦分三次送服，服后口含生姜片以防恶心。

[方解] 方中用蝉蜕者，不但因其能托邪外出，因蝉之为物饮而不

食，有小便无大便，是以其蜕亦有利小便固大便之力也。用蜈蚣者，因此物节节有脑，原善理脑髓神经，腿筋之抽疼，固由于肝血虚损不能荣筋，而与神经之分支在腿者，实有关系，有蜈蚣以理之，则神经不至于妄行也。

复诊 将药服后呕吐未止，幸三次所服之药皆未吐出，小便通下两次，大便之泻全止，腿疼已愈强半，表里仍壮热，脉象仍弦长有力。为其滑泻已愈，拟放胆用重剂以清阳明之热，阳明胃之热清，则呕吐当自止矣。

[**处方**] 生石膏（捣细）三两，生怀山药两半，生怀地黄一两，生杭芍五钱，滑石五钱，碎竹茹三钱，甘草三钱。共煎汤一大碗，分四次温饮下。

[**方解**] 按：用白虎汤之定例，凡在汗、吐、下后当加人参。此方中以生地黄代知母，生山药代粳米，与石膏、甘草同用，斯亦白虎汤也。而不加人参者，以其吐犹未止，加之恐助胃气上升，于斯变通其方，重用生山药至两半，其冲和稠黏之液，既可代粳米和胃，其培脾滋肾之功，又可代人参补益气血也。至于用白虎汤而复用滑石、芍药者，因二药皆善通利小便，防其水饮仍归大肠也。且芍药与甘草同用名甘草芍药汤，仲圣用以复真阴，前方之小便得通，实芍药之功居多，阴虚小便不利者，必重用芍药始能奏效。矧弦为肝脉，此证之脉象弦硬，肝经必有炽盛之热，而芍药能生肝血、退肝热，为柔肝之要药，即为治脉象弦硬之要药也。

三诊 将药分四次服完，表里之热退强半，腿疼痊愈，脉象亦较前缓和，惟呕吐未能痊愈，犹恶心懒进饮食，幸其大便犹固。俾先用生赭石（细末）两半，煎汤一盅半，分三次温饮下，饮至第二次后，觉胃脘开通，恶心全无，遂将赭石停饮，进稀米粥一大瓯，遂又为疏方以清余热。

[**处方**] 生石膏（捣细）一两，生怀山药一两，生怀地黄一两，生

杭芍六钱，甘草二钱。共煎汤两盅，分两次温服下。

[**效果**] 将药两次服完，表里之热全消，大便通下一次，病遂脱然痊愈。惟其脉一息犹五至，知其真阴未尽复也。俾用生怀山药轧细过罗，每用七八钱或两许，煮粥调以蔗糖，当点心服之。若服久或觉发闷，可以送服西药百布圣五分，若无西药处，可用生鸡内金细末三分代之。(《医学衷中参西录·温病门·温病兼吐泻腿抽》)

咳　嗽

○ 陈林生，江苏浦口人，寓天津一区玉山里，年十八岁。自幼得肺痨喘嗽证。

[**病因**] 因其母素有肺痨病，再上推之，其外祖母亦有斯病。是以自幼时，因有遗传性亦患此病。

[**证候**] 其证，初时犹轻，至热时即可如常人，惟略有感冒即作喘嗽。治之即愈，不治则两三日亦可自愈。至过十岁则渐加重，热时亦作喘嗽，冷时则甚于热时，服药亦可见轻，旋即反复。至十六七岁时，病又加剧，屡次服药亦无效，然犹可支持也。迨愚为诊视，在民纪十九年仲冬，其时病剧已难支持，昼夜伏几，喘而且嗽，咳吐痰涎，连连不竭，无论服何中药，皆分毫无效。惟日延西医注射药针一次，虽不能止咳喘而可保当日无虞。诊其脉左右皆弦细，关前微浮，两尺重按无根。

[**诊断**] 此等证，原因肺脏气化不能通畅，其中诸细管即易为痰涎滞塞，热时肺胞松缓，故病犹轻，至冷时肺胞紧缩，是以其病加剧。治之者当培养其肺中气化，使之阖辟有力，更疏瀹其肺中诸细管，使之宣通无滞，原为治此病之正规也。而此证两尺之脉无根，不但其肺中有病，其肝肾实亦有病，且病因又为遗传性，原非一蹴所能治愈，当分作数步治之。

[**处方**] 生怀山药一两，大甘枸杞一两，天花粉三钱，天冬三钱，

生杭芍三钱，细辛一钱，射干三钱，杏仁（去皮）二钱，五味子（捣碎）二钱，葶苈子（微炒）二钱，广三七（捣细）二钱。

药共十一味，前十味煎汤一大盅，送服三七末一钱，至煎渣再服时仍送服余一钱。

[方解] 方中用三七者，恐肺中之气窒塞，肺中之血亦随之凝滞，三七为止血妄行之圣药，更为流通瘀血之圣药，故于初步药中加之。

复诊　将药连服四剂，咳喘皆愈三分之二，能卧睡两三点钟。其脉关前不浮，至数少减，而两尺似无根，拟再治以纳气归肾之方。

[处方] 生怀山药一两，大甘枸杞一两，野党参三钱，生赭石（轧细）六钱，生怀地黄六钱，生鸡内金（黄色的捣）钱半，净萸肉四钱，天花粉四钱，天冬三钱，牛蒡子（捣碎）三钱，射干二钱。

共煎汤一大盅，温服。

[方解] 参之性补而微升，惟与赭石并用，其补益之力直达涌泉。况咳喘之剧者，其冲胃之气恒因之上逆，赭石实又为降胃镇冲之要药也。至方中用鸡内金者，因其含有稀盐酸，原善化肺管中之瘀滞以开其闭塞，又兼能运化人参之补力不使作满闷也。

三诊　将药连服五剂，咳喘皆愈，惟其脉仍逾五至，行动时犹觉气息微喘，此乃下焦阴分犹未充足，不能与阳分相维系也。此当峻补其真阴，俾阴分充足自能维系其阳分，气息自不上奔矣。

[处方] 生怀山药一两，大甘枸杞一两，熟怀地黄一两，净萸肉四钱，玄参四钱，生远志钱半，北沙参四钱，怀牛膝三钱，大云苓片二钱，苏子（炒捣）二钱，牛蒡子（捣碎）二钱，生鸡内金钱半。

共煎汤一人盅，温服。

[方解] 按：远志诸家本草皆谓其味苦性善补肾，而愚曾嚼服之，则其味甚酸，且似含有矾味。后阅西药本草，谓其含有林檎酸，且谓可作轻吐药（服其末至二钱即可作吐），是其中含有矾味可知。为其味酸，且含有矾味，是以能使肺中多生津液以化凝痰，又可为理肺要药。此原

为肺肾同治之剂，故宜用此肺肾双理之药也。

[**效果**] 将药连服八剂，行走动作皆不作喘，其脉至数已复常。从此停服汤药，俾日用生怀山药细末，水调煮作茶汤，少调以生梨自然汁，当点心用之，以善其后。（《医学衷中参西录·虚劳喘嗽门·肺痨喘嗽遗传性证》）

〇乔邦平，年三十余，天津河东永和牲木厂分号经理，得咳吐痰血病。

[**病因**] 前因偶受肺风，服药失宜，遂息咳嗽，咳嗽日久，继患咳血。

[**证候**] 咳嗽已近一年，服药转浸加剧，继则痰中带血，又继则间有呕血之时，然犹不至于倾吐。其心中时常发热，大便时常燥结，幸食欲犹佳，身形不至羸弱，其脉左部近和平，右部寸关俱有滑实之象。

[**诊断**] 症脉合参，知系从前外感之热久留肺胃，金畏火剂，因热久而肺金受伤，是以咳嗽；至于胃腑久为热铄，致胃壁之膜腐烂连及血管，是以呕血；至其大便恒燥结者，因其热下输肠中，且因胃气因热上逆失其传送之职也。治此证者，当以清肺胃之热为主，而以养肺降胃之药辅之。

[**处方**] 生石膏（细末）二两，粉甘草（细末）六钱，镜面朱砂（细末）二钱。共和匀，每服一钱五分。

[**又方**] 生怀山药一两，生赭石（轧细）八钱，天冬六钱，玄参五钱，沙参五钱，天花粉五钱，生杭芍四钱，川贝母三钱，射干二钱，儿茶二钱，甘草钱半，广三七（轧细）二钱。共药十二味，将前十一味煎汤送服三七一钱，至煎渣再服时，再送服一钱。每日午前十点钟服散药一次，临睡时再服一次，汤药则晚服头煎，翌晨服次煎。

[**效果**] 服药三日，咳血吐血皆愈。仍然咳嗽，遂即原方去沙参加生百合五钱，米壳钱半，又服四剂，咳嗽亦愈，已不发热，大便已不燥

结。俾将散药惟头午服一次，又将汤药中赭石减半，再服数剂以善后。

（《医学衷中参西录·虚劳喘嗽门·肺病咳吐痰血》）

喘　证

〇 罗金波，天津新旅社理事，年三十四岁，得肺痨喘嗽病。

[**病因**] 数年之前，曾受肺风发咳嗽，治失其宜，病虽暂愈，风邪锢闭肺中未去，致成肺痨喘嗽证。

[**证候**] 其病在暖燠之时甚轻，偶发喘嗽一半日即愈，至冬令则喘嗽连连，必至天气暖和时始渐愈。其脉左部弦硬，右部濡滑，两尺皆重按无根。

[**诊断**] 此风邪锢闭肺中，久而伤肺，致肺中气管滞塞，暖时肌肉松缓，气管亦随之松缓，其呼吸犹可自如；冷时肌肉紧缩，气管亦随之紧缩，遂至吸难呼易而喘作，更因痰涎壅滞而嗽作矣。其脉左部弦硬者，肝肾之阴液不足也。右部濡滑者，肺胃中痰涎充溢也。两尺不任重按者，下焦气化虚损，不能固摄，则上焦之喘嗽益甚也。欲治此证，当先宣通其肺，俾气管之郁者皆开后，再投以滋阴培气，肺肾双补之剂以拔除其病根。

[**处方**] 麻黄钱半，天冬三钱，天花粉三钱，牛蒡子（捣碎）三钱，杏仁（去皮，捣碎）二钱，甘草钱半，苏子（炒捣）二钱，生远志（去心）二钱，生麦芽二钱，生杭芍二钱，细辛一钱。

共煎汤一大盅，温服。

复诊　将药煎服两剂，喘嗽皆愈，而劳动时仍微喘。其脉左部仍似弦硬，右部仍濡，不若从前之滑，两尺犹虚，此病已去而正未复也。宜再为谋根本之治法，而投以培养之剂。

[**处方**] 野台参三钱，生赭石（轧细）八钱，生怀山药一两，熟怀地黄一两，生怀地黄一两，大云苓片二钱，大甘枸杞六钱，天冬六钱，

净萸肉五钱，苏子（炒捣）三钱，牛蒡子（捣碎）三钱。

共煎一大盅，温服。

[**方解**] 人参为补气主药，实兼具上升之力。喻嘉言谓：气虚欲上脱者专用之转气高不返。是以凡喘逆之证，皆不可轻用人参，惟重用赭石以引之下行，转能纳气归肾，而下焦之气化，遂因之壮旺而固摄。此方中人参、赭石并用，不但欲导引肺气归肾，实又因其两尺脉虚，即借以培补下焦之气化也。

[**效果**] 将药连服十余剂，虽劳动亦不作喘。再诊其脉，左右皆调和无病，两尺重按不虚，遂将赭石减去二钱，俾多服以善其后。（《医学衷中参西录·虚劳喘嗽门·肺痨喘咳》）

〇沈阳苏惠堂，年三十许，痨嗽二年不愈，动则作喘，饮食减少。更医十余人，服药数百剂，分毫无效，羸弱转甚。其姊丈李生，在京师见《衷中参西录》再版，大加赏异，急邮函俾其来院诊治。其脉数六至，虽细弱仍有根柢，知其可治。自言上焦恒觉发热，大便三四日一行，时或干燥。遂投以醴泉饮（生山药一两，大生地五钱，人参四钱，玄参四钱，生赭石四钱，牛蒡子三钱，天冬四钱，甘草二钱。主治虚劳发热，或喘或嗽，脉数而弱。编者注），为其便迟而燥，赭石改用六钱，又加鸡内金（捣细）二钱，恐其病久脏腑经络多瘀滞也。数剂后饭量加增，心中仍有热时，大便已不燥，间日一行。遂去赭石二钱，加知母二钱，俾于晚间服汤药后，用白蔗糖水送服阿司匹林四分瓦之一（瓦之分量详于例言），得微汗。后令于日间服之，不使出汗，数日不觉发热，脉亦复常，惟咳嗽未能痊愈。又用西药几阿苏六分，薄荷冰四分，和以绿豆粉为丸，梧桐子大，每服三丸，日两次，汤药仍照方服之，五六日后咳嗽亦愈，身体从此康健。（《医学衷中参西录·治阴虚劳热方·醴泉饮》）

〇天津一区竹远里，于姓媪，年近五旬，咳嗽有痰微喘，且苦不寐。

[病因] 夜间因不能寐，心中常觉发热，久之，则肺脏受伤，咳嗽多痰，且微作喘。

[证候] 素本夜间不寐，至黎明时始能少睡。后因咳嗽不止，痰涎壅盛，且复作喘，不能安卧，恒至黎明亦不能睡。因之心中发热益甚，懒于饮食，大便干燥，四五日一行，两旬之间大形困顿，屡次服药无效。其脉左部弦而无力，右部滑而无力，数逾五至。

[诊断] 此真阴亏损，心肾不能相济，是以不眠。久则心血耗散，心火更易妄动以上铄肺金，是以咳嗽有痰作喘。治此证者，当以大滋真阴为主。真阴足则心肾自然相交，以水济火而火不妄动；真阴足则自能纳气归根，气息下达，而呼吸自顺。且肺肾为子母之脏，原相连属，子虚有损于母，子实即有益于母，果能使真阴充足，则肺金既不受心火之铄耗，更可得肾阴之津润，自能复其清肃下行之常，其痰涎咳嗽不治自愈也。若更辅以清火润肺化痰宁嗽之品，则奏效当更捷矣。

[处方] 沙参一两，大枸杞一两，玄参六钱，天冬六钱，生赭石（轧细）五钱，甘草二钱，生杭芍三钱，川贝母三钱，牛蒡子（捣碎）一钱，生麦芽三钱，枣仁（炒捣）三钱，射干二钱。

共煎汤一大盅，温服。

复诊 将药连服六剂，咳喘痰涎愈十分之八，心中已不发热，食欲已振，夜能睡数时，大便亦不甚燥。诊其脉至数复常，惟六部重按仍皆欠实，左脉仍有弦意。拟再峻补其真阴以除病根，所谓上病取诸下也。

[处方] 生怀山药一两，大枸杞一两，辽沙参八钱，生怀地黄六钱，熟怀地黄六钱，甘草二钱，生赭石（轧细）六钱，净萸肉四钱，生杭芍三钱，生麦芽三钱，生鸡内金（黄色的捣）钱半。

共煎汤一大盅，温服。

[效果] 将药连服二剂，诸病皆愈，俾用珠玉二宝粥常常当点心服之，以善其后。

[或问] 两方中所用之药，若滋阴、润肺、清火、理痰、止嗽诸品，

原为人所共知，而两方之中皆用赭石、麦芽，且又皆生用者其义何居？答曰：胃居中焦，原以传送饮食为专职，是以胃中之气，以息息下行为顺，果其气能息息下行，则冲气可阻其上冲，胆火可因之下降，大便亦可按时下通，至于痰涎之壅滞，咳嗽喘逆诸证，亦可因之递减，而降胃之药，固莫赭石若也。……至于麦芽，炒用之善于消食，生用之则善于升达肝气。人身之气化原左升右降，若但知用赭石降胃，其重坠下行之力或有碍于肝气之上升，是以方中用赭石降胃，即用麦芽升肝，此所以顺气化之自然，而还其左升右降之常也。（《医学衷中参西录·虚劳喘嗽门·肺痨喘嗽兼不寐证》）

〇 一妇人，年二十余，因与其夫反目，怒吞鸦片，已经救愈。忽发喘逆，迫促异常，须臾又呼吸顿停，气息全无，约十余呼吸之顷，手足乱动，似有蓄极之势，而喘复如故。若是循环不已，势近垂危，延医数人，皆不知为何病。后愚诊视其脉，左关弦硬，右寸无力，精思良久，恍然悟曰：此必怒激肝胆之火，上冲胃气。夫胃气本下行者也，因肝胆之火冲之，转而上逆，并迫肺气亦上逆，此喘逆迫促所由来也。逆气上干，填塞胸膈，排挤胸中大气，使之下陷。夫肺悬胸中，须臾无大气包举之，即须臾不能呼吸，此呼吸顿停所由来也（此理参观第四卷升陷汤后跋语方明）。迨大气蓄极而通，仍上达胸膈，鼓动肺脏，使得呼吸，逆气遂仍得施其击撞，此又病势之所以循环也。《神农本经》载，桂枝主上气咳逆、结气、喉痹、吐吸（吸不归根即吐出），其能降逆气可知。其性温而条达，能降逆气，又能升大气可知。遂单用桂枝尖三钱，煎汤饮下，须臾气息调和如常。

夫以桂枝一物之微，而升陷降逆，两擅其功，以挽回人命于顷刻，诚天之生斯使独也。然非亲自经验者，又孰信其神妙如是哉！

继用参赭镇气汤，去山药、苏子，加桂枝尖三钱、知母四钱，连服数剂，病不再发。此喘证之特异者，故附记于此。（《医学衷中参西录·治

○ 喻嘉言《寓意草》中有重用赭石治险证之案数则，与上所载之案参观，其理益明。

一妇人，年近五旬，得温病，七八日表里俱热，舌苔甚薄作黑色，状类舌斑，此乃外感兼内亏之证。医者用降药两次下之，遂发喘逆。令其子两手按其心口，即可不喘。须臾又喘，又令以手紧紧按住，喘又少停。诊其脉尺部无根，寸部摇摇，此将脱之候也。时当仲夏，俾用生鸡子黄四枚，调新汲井泉水服之，喘稍定，可容取药。遂用赭石细末二钱同生鸡子黄二枚，温水调和服之，喘遂愈，脉亦安定。继服参赭镇气汤，以善其后。（《医学衷中参西录·治喘息方·参赭镇气汤》）

○ 一妇人，年三十余，劳心之后兼以伤心，忽喘逆大作，迫促异常。其翁知医，以补敛元气之药治之，觉胸中窒碍不能容受。更他医以为外感，投以小剂青龙汤，喘益甚。延愚诊视，其脉浮而微数，按之即无，知为阴阳两虚之证。盖阳虚则元气不能自摄，阴虚而肝肾又不能纳气，故作喘也。为制此汤（参赭镇气汤：野台参四钱，生赭石六钱，生芡实五钱，生山药五钱，萸肉六钱，生龙骨六钱，生牡蛎六钱，生杭芍四钱，苏子二钱。主治阴阳两虚，喘逆迫促，有将脱之势，亦治肾虚不摄，冲气上干，致胃气不降作满闷。编者注），病人服药后，未及覆杯曰：吾有命矣。询之，曰从前呼吸惟在喉间，几欲脱去，今则转落丹田矣。果一剂病愈强半，又服数剂痊愈。

按：生赭石压力最胜，能镇胃气、冲气上逆，开胸膈，坠痰涎，止呕吐，通燥结，用之得当，诚有捷效。虚者可与人参同用。（《医学衷中参西录·治喘息方·参赭镇气汤》）

○ 一人，年二十二，喘逆甚剧，脉数至七至，用一切治喘药皆不效，为制此方（生山药一两，炒於术三钱，广陈皮二钱，炒牛蒡子二钱，生杭芍三钱，玄参三钱，生赭石三钱，炙甘草二钱。主治虚劳喘逆，饮食减少，或兼咳嗽，并治一切阴虚羸弱诸证。编者注）。将药煎成，因喘剧不能服，温汤三次始服下，一剂见轻，又服数剂痊愈。(《医学衷中参西录·治喘息方·滋培汤》)

○ 友人毛仙阁次男媳，劳心之后，兼以伤心，忽喘逆大作，迫促异常。仙阁知医，自治以补敛元气之药，觉胸中窒碍不能容受，更他医以为外感，投以小青龙汤喘益甚。延愚诊视，其脉浮而微数，按之即无，知为阴阳两虚之证。盖阳虚则元气不能自摄，阴虚而肝肾又不能纳气，故其喘若是之剧也。遂用赭石、龙骨、牡蛎、萸肉各六钱，野台参、白芍各四钱，山药、芡实各五钱，苏子二钱，惟苏子炒熟，余皆生用（方载三期二卷，名参赭镇气汤），煎服后，未及覆杯，病人曰：吾有命矣。询之，曰：从前呼吸惟在喉间，今则转落丹田矣。果一刻病愈强半，又服数剂痊愈。后用此方治内伤之喘，愈者不胜计。

参、赭并用，不但能纳气归原也，设如逆气上干，填塞胸臆，或兼呕吐，其证之上盛下虚者，皆可参、赭并用以治之。(《医学衷中参西录·赭石解》)

○ 又距均家五里之鱼鳞溪，有洪瑞璋者，年五十余，家素贫苦，曾吸鸦片，戒未多年，由咳而成喘疾，勉强操劳，每届冬令则加剧，然病发时亦往往不服药而自愈。兹次发喘，初由外感，兼发热头痛。医者投以二活、防、葛，大剂表散，遂汗出二日不止，喘逆上冲，不能平卧，胸痞腹胀，大便旬余未行，语不接气，时或瘛疭，种种见症，已濒极险。诊其脉，微细不起，形状颓败殊甚。详细勘视，诚将有阴阳脱离之虞。适日前阅赭石解，记其主治，揣之颇合。但恐其性太重镇而正气将随以下陷也，再四踌躇，因配以真潞党参、生怀山药、野茯神、净萸肉、广橘红、京半夏、龙骨、牡蛎、苏子、蒡子等，皆属按证而拟，竟与《衷中参西录》中之参赭镇气汤大致相同。一剂病愈大半，两剂即扶杖起行，三剂则康复如恒矣。前月遇之，自言冬不知寒，至春亦未反复，似有返老还童之嘉概，感颂均德不辍口。盖其有生以来，从未服过功力大著之药，今连投数重剂，复与病机吻合，宜平效倍寻常，不亚琼浆玉液也。综此两证，皆濒极危地步，乃因先生之方法，遂得着手回生，忝获嘉誉，先生殊大有造于均，寸衷铭感，固当永矢弗谖矣。嗣此仰慕先生之情愈切，思见先生之书倍殷（本案为他人所治，编者注）。（《医学衷中参西录·章叔和来函》）

74

肺 痨

○ 又津埠三条石宋氏妇，年将四旬，身体羸弱，前二年即咳嗽吐痰，因不以为事未尝调治。今春证浸加剧，屡次服药无效。诊其脉，左部弦细，右部微弱，数近六至。咳嗽，吐痰白色，气腥臭，喘促自汗，午后发热，夜间尤甚，胸肠满闷，饮食减少，大便秘结，知其已成痨瘵而兼肺病也。从前所服药十余纸，但以止嗽药治其肺病，而不知了虚补母之义，所以无效。为疏方，用《衷中参西录》首方资生汤（生山药一两，玄参五钱，於术三钱，生鸡内金二钱，牛蒡子三钱。主治痨瘵羸弱已甚，饮食减少，喘促咳嗽，身热脉虚数者，闭经。编者注）加减，生山药八钱，玄参、大生地、净萸肉各六钱，生牡蛎、生抗芍、生赭石各四钱，於术、生鸡内金、甘草各二钱。煎服二剂，汗止喘轻，发热咳嗽稍愈，遂将前方去牡蛎，加蒌仁、地骨皮各三钱，山药改用一两，赭石改用六钱。连服十剂，诸病皆愈，为善后计，俾用《衷中参西录》泄泻门薯蓣粥方，用生山药细末八钱煮粥，调白糖服之，早、晚各一次。后月余，与介绍人晤面，言此时宋氏妇饮食甚多，身体较前健壮多矣。然此病本不易治，故服他医之药数十剂，寸效不见。乃病者喘逆迫促，竟能重用赭石以镇安其气，何用药之奇而奏效之捷也。燕杰答曰："余得名师傅授耳。"介绍人似未遽信，因为详细述之，乃大叹服。（《医学衷

心　悸

　　〇 天津南门外升安大街张媪，年九十二岁，得上焦烦热病。

　　[病因] 平素身体康强，所禀元阳独旺，是以能享高年。至八旬后阴分浸衰，阳分偏盛，胸间恒觉烦热，延医服药多用滋阴之品始愈。迨至年过九旬，阴愈衰而阳愈亢，仲春阳气发生烦热，旧病反复甚剧。

　　[证候] 胸中烦热异常，剧时若屋中莫能容，恒至堂中，当户久坐以翕收庭中空气。有时，觉心为热迫怔忡不宁。大便干燥四五日一行，甚或服药始通。其脉左右皆弦硬，间现结脉，至数如常。

　　[诊断] 症脉细参，纯系阳分偏盛阴分不足之象。然所以享此大年，实赖元阳充足。此时阳虽偏盛，当大滋真阴以潜其阳，实不可以苦寒泻之。至脉有结象，高年者虽在所不忌，而究系气分有不足之处，宜以大滋真阴之药为主，而少加补气之品以调其脉。

　　[处方] 生怀山药一两，玄参一两，熟怀地黄一两，生怀地黄八钱，天冬八钱，甘草二钱，大甘枸杞八钱，生杭芍五钱，野台参三钱，赭石（轧细）六钱，生鸡内金（黄色的捣）二钱。

　　共煎三大盅，为一日之量，徐徐分多次温饮下。

　　[方解] 方中之义，重用凉润之品以滋真阴，少用野台参三钱以调其脉。犹恐参性温升不宜于上焦之烦热，又倍用生赭石以引之下行，且此证原艰于大便，赭石又能降胃气以通大便也。用鸡内金者，欲其助胃气以运化药力也；用甘草者，以其能缓脉象之弦硬，且以调和诸凉药之性也。

　　[效果] 每日服药一剂至三剂，烦热大减，脉已不结，且较前柔和。遂将方中玄参、生地黄皆改用六钱，又加龙眼肉五钱，连服五剂，诸病皆愈。(《医学衷中参西录·虚劳喘嗽门·盛劳证阳亢阴亏》)

第三章　医案

胸 痹

○ 友人张寿田（沧州人，其子侄从愚学医），曾治一少年，素患心疼，发时昼夜号呼。医者屡投以消通之药，致大便滑泻，虚气连连下泄，汗出如洗，目睛上泛，心神惊悸，周身瞤动，须人手按，而心疼如故。延医数人皆不敢疏方。寿田投以此汤（既济汤：熟地一两，萸肉一两，生山药六钱，生龙骨六钱，生牡蛎六钱，茯苓三钱，生杭芍三钱，附子一钱。主治大病后阴阳不相维系。编者注），将方中萸肉倍作二两，连服两剂，诸病皆愈，心疼竟从此除根。

或问：既济汤原为救脱之药，方中何以不用人参？答曰：人参之性补而兼升，以治上脱，转有气高不返之虞。喻嘉言《寓意草》中论之甚详。惟与赭石同用，始能纳气归根。而证兼下脱者，赭石又不宜用，为不用赭石，所以不敢用人参。且阳之上脱也，皆因真阴虚损，不能潜藏元阳，阳气始无所系恋而上奔。故方中重用熟地、山药以峻补真阴，俾阴足自能潜阳。而佐以附子之辛热，原与元阳为同气，协同芍药之苦降（《本经》"味苦"），自能引浮越之元阳下归其宅。更有萸肉、龙骨、牡蛎以收敛之，俾其阴阳固结，不但元阳不复上脱，而真阴亦永不下脱矣。

或问：此方能治脱证宜矣，而并能治心疼者何也？答曰：凡人身内外有疼处，皆其气血痹而不通。《本经》谓"山茱萸主心下邪气、寒热、温中、逐寒湿痹"，是萸肉不但酸敛，而更善开通可知。李士材治肝虚作疼，萸肉与当归并用。愚治肝虚腿疼，曾重用萸肉随手奏效（详案在第四卷曲直汤下）。盖萸肉得木气最厚，酸敛之中大具条畅之性，故善于治脱，尤善于开痹也。大抵其证原属虚痹，气血因虚不能流通而作疼。医者不知，惟事开破，迨开至阴阳将脱，而其疼如故，医者亦束手矣。而投以此汤，惟将萸肉加倍，竟能于救脱之外，更将心疼除根。此非愚制方之妙，实寿田之因证施用，而善于加减也。（《医学衷中参西

不 寐

○ 表兄赵文林之夫人，年近三旬，得不寐证，兼心中恒惊悸。

[**病因**] 文林为吾邑名孝廉，远出作教员，恒半载不归，家中诸事皆其夫人自理，劳心过度，因得不寐兼惊悸病。

[**证候**] 初苦不寐时，不过数日偶然，其过半夜犹能睡，继则常常如此，又继则彻夜不寐。一连七八日困顿已极，仿佛若睡，陡觉心中怦怦而动，即蓦然惊醒，醒后心犹怔忡，移时始定。心常发热，呼吸似觉短气，懒于饮食，大便燥结，四五日始一行。其脉左部弦硬，右部近滑，重诊不实，一息数近六至。

[**诊断**] 此因用心过度，心热耗血，更因热生痰之证也。为其血液因热暗耗，阴虚不能潜阳，是以不寐，痰停心下，火畏水刑（心属火，痰属水），是以惊悸。其呼吸觉短气者，上焦凝滞之痰碍气之升降也。其大便燥结者，火盛血虚，肠中津液短也。此宜治以利痰、滋阴、降胃、柔肝之剂，再以养心安神之品辅之。

[**处方**] 生赭石（轧细）八钱，大甘枸杞八钱，生怀地黄八钱，生怀山药六钱，瓜蒌仁（炒捣）六钱，天冬六钱，生杭芍五钱，清半夏四钱，枣仁（炒捣）四钱，生远志二钱，茵陈钱半，甘草钱半，朱砂（研细）二分。

药共十三味，将前十二味煎汤一大盅，送服朱砂末。

复诊 将药连服四剂，心中已不觉热，夜间可睡两点钟，惊悸已愈十之七八，气息亦较前调顺，大便之燥结亦见愈，脉象左部稍见柔和，右部仍有滑象，至数稍缓，遂即原方略为加减，俾再服之。

[**处方**] 生赭石（轧细）八钱，大甘枸杞八钱，生怀地黄八钱，生怀山药六钱，龙眼肉五钱，瓜蒌仁（炒捣）五钱，玄参五钱，生杭芍五

钱，枣仁（炒捣）四钱，生远志二钱，甘草二钱。

共煎汤一大盅，温服。

[效果] 将药连服六剂，彻夜安睡，诸病皆愈。(《医学衷中参西录·不寐病门·心虚不寐兼惊悸》)

○ 徐友梅，道尹（总统介弟），寓天津一区小松岛街，年六十六岁，于季春得不寐证。

[病因] 因性嗜吟咏，善与文士结社，赋诗联句，暗耗心血，遂致不寐。

[证候] 自冬令间有不寐之时，未尝介意，至春日阳生，病浸加剧，迨至季春恒数夜不寐，服一切安眠药皆不效。精神大为衰惫，心中时常发热，懒于饮食，勉强加餐，恒觉食停胃脘不下行。大便干燥，恒服药始下。其脉左部浮弦，右脉尤弦而兼硬，一息五至。

[诊断] 其左脉浮弦者，肝血虚损，兼肝火上升也，人之睡时魂藏于肝，今因肝脏血虚火升魂不能藏，是以不寐。其右脉弦而兼硬者，胃中酸汁短少更兼胃气上逆也。酸汁少则不能化食，气上逆则不能息息下行传送饮食，是以食后恒停胃脘不下。而其大便之燥结，亦即由胃腑气化不能下达所致。治此证者，宜清肝火、生肝血、降胃气、滋胃汁，如此以调养肝胃，则夜间自能安睡，食后自不停滞矣。

[处方] 生怀山药一两，大甘枸杞八钱，生赭石（轧细）六钱，玄参五钱，北沙参五钱，生杭芍五钱，酸枣仁（炒捣）四钱，生麦芽三钱，生鸡内金（黄色的捣）钱半，茵陈钱半，甘草二钱。

共煎一大盅，温服。

复诊 将药煎服两剂，夜间可睡两三点钟，心中已不发热，食量亦少加增，大便仍滞，脉象不若从前之弦硬，遂即原方略为加减俾再服之。

[处方] 生怀山药一两，大甘枸杞八钱，生赭石（轧细）六钱，玄

参五钱，北沙参五钱，酸枣仁（炒捣）四钱，龙眼肉三钱，生杭芍三钱，生鸡内金（黄色的捣）钱半，生远志钱半，茵陈一钱，甘草钱半。

共煎汤一大盅，温服。

[效果] 将药连服三剂，夜间安睡如常，食欲已振，大便亦自然通下。惟脉象仍有弦硬之意，遂将方中龙眼肉改用八钱，俾多服数剂，以善其后。

[说明]《易》系辞云：一阴一阳互为之根，此天地之气化也。人禀天地之气化以生，是以上焦之气化为阳，下焦之气化为阴。当白昼时，终日言语动作，阴阳之气化皆有消耗，实赖向晦燕息以补助之。诚以人当睡时，上焦之阳气下降潜藏与下焦之阴气会合，则阴阳自能互根，心肾自然相交。是以当熟睡之时，其相火恒炽盛暗动（得心阳之助），此心有益于肾也。至睡足之时，精神自清爽异常（得肾阴之助），此肾有益于心也。由斯知人能寐者，由于阳气之潜藏，其不能寐者，即由于阳气之浮越，究其所以浮越者，实因脏腑之气化有升无降也。是以方中重用赭石以降胃镇肝，即以治大便燥结，且其色赤质重，能入心中引心阳下降以成寐，若更佐以龙骨、牡蛎诸收敛之品以镇安精神，则更可稳睡。而方中未加入者，因其收涩之性与大便燥结者不宜也。又《内经》治目不得瞑，有半夏秫米汤原甚效验，诚以胃居中焦，胃中之气化若能息息下行，上焦之气化皆可因之下行。半夏善于降胃，秫米善于和胃，半夏与秫米并用，俾胃气调和顺适，不失下行之常，是以能令人瞑目安睡。方中赭石与山药并用，其和胃降胃之力实优于半夏、秫米，此乃取古方之义而通变化裁，虽未显用古方而不啻用古方也。（《医学衷中参西录·不寐病门·心虚不寐》）

〇一媪，年五十余，累月不能眠，屡次服药无效。诊其脉有滑象，且其身形甚丰腴，知其心下停痰也。为制此汤（安魂汤：龙眼肉六钱，炒酸枣仁四钱，生龙骨五钱，生牡蛎五钱，清半夏三钱，茯苓三钱，生赭石四钱。主

治心中气血虚损，兼心下停有痰饮，致惊悸不眠。编者注），服两剂而愈。（《医学衷中参西录·治心病方·安魂汤》）

神　昏

○ 黄象三，天津北仓中学肄业生，年二十岁，得神经错乱病。

[**病因**] 在校中本属翘楚，而考时不列前茅，因此心中忿郁，久之遂致神经错乱。

[**证候**] 心中满闷发热，不思饮食，有时下焦有气上冲，并觉胃脘之气亦随之上冲，遂致精神昏瞀，言语支离，移时觉气消稍顺，或吐痰数口，精神遂复旧。其左脉弦而硬，右脉弦而长，两尺皆重按不实，一息五至。

[**诊断**] 此乃肝火屡动，牵引冲气、胃气相并上冲，更挟痰涎上冲以滞塞于喉间并冲激其脑部，是以其神经错乱而精神言语皆失其常也。其左脉弦硬者，肝血虚而火炽盛也。右脉弦长者，冲气挟胃气上冲之现象也。方书论脉有"直上直下，冲脉昭昭"之语，所谓"直上直下"者，即脉弦且长之形状也。其两尺不实者，下焦之气化不固也，因下焦有虚脱之象，是以冲气易挟胃气上冲也。此当治以降胃、敛冲、镇肝之剂，更兼用凉润滋阴之品，以养肝血，清肝热，庶能治愈。

[**处方**] 生赭石（轧细）一两，灵磁石（轧细）五钱，生怀山药八钱，生龙骨（捣碎）八钱，生杭芍六钱，玄参五钱，柏子仁五钱，云苓片三钱，清半夏三钱，石菖蒲三钱，生远志二钱，镜面砂（研细）三分。

药共十二味，将前十一味煎汤一大盅，送服朱砂细末。

复诊　将药连服四剂，满闷发热皆大见愈，能进饮食，有时气复上冲而不复上干神经至于错乱，左右之脉皆较前平和，而尺部仍然欠实，拟兼用培补下元之品以除病根。

[**处方**] 生赭石（轧细）一两，熟怀地黄八钱，生怀山药八钱，大

甘枸杞六钱，净萸肉五钱，生杭芍四钱，玄参四钱，云苓片二钱。

共煎汤一大盅，温服。

[效果] 将药连服六剂，诸病皆愈，脉亦复常。

[或问] 地黄之性黏腻生痰，胃脘胀满，有痰者多不敢用，今重用之何以能诸病皆愈？答曰：用药如用兵，此医界之恒言也。如宋八字军最弱，刘锜将之即为劲卒，遂能大败金人奏顺昌之捷，以斯知兵无强弱，在用之者何如耳。至用药亦何独不然，忆曾治一李姓媪，胃口满闷有痰，其脉上盛下虚，投以肾气丸作汤服，为加生赭石八钱，服后觉药有推荡之力，须臾胸次豁然，肾气丸非重用地黄者乎？然如此用药非前无师承而能有然也。《金匮》云：短气有微饮，当从小便去之，苓桂术甘汤主之，肾气丸亦主之。夫饮即痰也，气短亦近于满闷，而仲师竟谓可治以肾气丸，愚为于《金匮》曾熟读深思，故临证偶有会心耳。(《医学衷中参西录·痫痉癫狂门·神经错乱》)

〇 又治邻村生员刘树帜，年三十许，因有恼怒，忽然昏倒不省人事，牙关紧闭，唇齿之间有痰涎随呼气外吐，六脉闭塞若无。急用作嚏之药吹鼻中，须臾得嚏，其牙关遂开。继用香油两余炖温，调麝香末一分，灌下，半句钟时稍醒悟能作呻吟，其脉亦出，至数五至余，而两尺弱甚，不堪重按。知其肾阴亏损，故肝胆之火易上冲也。遂用赭石、熟地、生山药各一两，龙骨、牡蛎、净萸肉各六钱，煎服后豁然顿愈。继投以理肝补肾之药数剂，以善其后。

按：此等证，当痰火气血上壅之时，若人参、地黄、山药诸药，似不宜用，而确审其系上盛下虚，若《扁鹊传》所云云者，重用赭石以辅之，则其补益之力直趋下焦，而上盛下虚之危机旋转甚速，莫不随手奏效也。(《医学衷中参西录·赭石解》)

〇 愚在籍时，有姻家刘姓童子，年逾十龄，咽喉肿疼，心中满闷阻塞，剧时呼吸顿停，两目上翻，身躯后挺。然其所以呼吸顿停者，非咽喉阻塞，实觉胸膈阻塞也。诊其脉微细而迟，其胸膈常觉发凉，有时其凉上冲，即不能息而现目翻身挺之象。即脉审证，知系寒痰结胸无疑。其咽喉肿疼者，寒痰充溢于上焦，迫其心肺之阳上浮也。为拟方：生赭石（细末）一两，干姜、乌附子各三钱，厚朴、陈皮各钱半。煎服一剂，胸次顿觉开通，咽喉肿疼亦愈强半。又服两剂痊愈。（《医学衷中参西录·论喉证治法》）

痫　证

○一人，年三十许，痫疯十余年不愈，其发必以夜。授以前加味磁朱丸方（磁石二两，赭石二两，清半夏二两，朱砂一两。制为细末，再加酒曲半斤，轧细过罗，可得细曲四两。炒熟二两，与生者二两，共和药为丸，桐子大。铁锈水煎汤，送服二钱，日再服。主治痫疯。编者注），服之而愈。（《医学衷中参西录·治痫风方·一味铁氧汤》）

○后治奉天小西边门外王氏妇，年近三旬，得痫疯证，医治年余不愈，浸至每日必发，且病势较重。其证甫发时作狂笑，继则肢体抽掣，昏不知人。脉象滑实，关前尤甚。知其痰火充盛，上并于心，神不守舍，故作狂笑；痰火上并不已，迫激脑筋，失其所司，故肢体抽掣，失其知觉也。先投以拙拟荡痰汤（方在三期三卷，系生赭石（细末）二两，大黄一两，朴硝六钱，清半夏、郁金各三钱），间日一剂。三剂后，病势稍轻，遂改用丸药，硫化铅、生赭石、芒硝各二两，朱砂、青黛、白矾各一两，黄丹五钱，共为细末，复用生怀山药四两为细末，焙熟，调和诸药中，炼蜜为丸，二钱重。当空心时，开水送服一丸，日两次。服至百丸痊愈。（《医学衷中参西录·论治痫疯》）

○庚申岁，在奉天立达医院因诊治此等证，研究数方，合用之，连治数人皆愈。一方用赭石六钱，於术、酒曲（用神曲则无效且宜生用）、半夏、龙胆草、生明没药各三钱，此系汤剂；一方用真黑铅四两，铁锅内熔化，再加硫黄细末二两，撒于铅上，硫黄皆着，急用铁铲拌炒之，铅经硫黄烧炼，皆成红色，因拌炒结成砂子，取出凉冷，碾轧成饼者（系未化透之铅）去之，余者再用乳钵研极细末，掺朱砂细末与等份，再少加蒸熟麦面（以仅可作丸为度），水和作丸，半分重（干透足半分）；一方用西药臭剥、臭素、安母纽谟各二钱，抱水过鲁拉尔一钱，共研细，掺蒸熟麦面四钱，水和为丸，桐子大。上药早、晚各服西药十四丸，午时服铅硫朱砂丸十二丸，日服药三次，皆煎汤剂送下，汤药一剂可煎三次，以递送三次所服丸药，如此服药月余，痫风可以除根。《内经》云："诸风掉眩，皆属于肝。"肝经风火挟痰上冲，遂致脑气筋顿失其所司，周身抽掣，知觉全无，赭石含有铁质，既善平肝，而其降逆之力又能协同黑铅、朱砂以坠痰镇惊，此其所以效也。而必兼用西药者，因臭剥、臭素诸药，皆能强制脑筋以治病之标，俾目前不至反复，而后得徐以健脾、利痰、祛风、清火之药以铲除其病根也。(《医学衷中参西录·赭石解》)

狂 证

○ 曾治一少年癫狂，医者投以大黄六两，连服两剂，大便不泻。后愚诊视，为开此方（荡痰加甘遂汤：生赭石二两，大黄一两，朴硝六钱，清半夏三钱，郁金三钱，甘遂末二钱。编者注），惟甘遂改用三钱。病家谓，从前服如许大黄，未见行动，今方中只用大黄两许，岂能效乎？愚曰：但服无虑也。服后，大便连泻七八次，降下痰涎若干，癫狂顿愈。见者以为奇异，彼盖不知甘遂三钱之力，远胜于大黄六两之力也。痰脉多滑，然非顽痰也。愚治此证甚多。凡癫狂之剧者，脉多瘀塞，甚或六脉皆不见，用开痰药通之，其脉方出，以是知顽痰之能闭脉也。(《医学衷中参西录·治癫狂方·荡痰汤》)

○ 都凤巢，洮昌都道尹之公子，年三旬，得癫狂失心证。

［病因］因读书无所成就，欲别谋营业而庭训甚严，不能自由，心郁生热，因热生痰，遂至颇狂失心。

［证候］言语错乱，精神昏瞀，时或忿怒，时或狂歌，其心中犹似烦躁，夜不能寐，恒以手自挠其胸，盖自觉发闷也。问之亦不能答，观其身形似颇强壮，六脉滑实，两寸尤甚，一息五至。

［诊断］人之元神在脑，识神在心，心脑息息相通，其神明自湛然长醒。生理学家谓心有四支血管通脑，此即神明往来于心脑之路也。此证之脉其关前之滑实太过，系有热痰上壅，将其心脑相通之路阻塞，遂至神明有所隔碍，失其常性，此癫狂失心之所由来也。治之者当投以开通重坠之剂，引其痰火下行，其四支血管为痰所瘀者，复其流通之旧，则神明之往来自无所隔碍，而复湛然长醒之旧矣。

［处方］生赭石（轧细）两半，川大黄八钱，清半夏五钱，芒硝四钱。

药共四味，先将赭石、半夏煎十余沸，加入大黄煎两三沸，取汤一大盅，入芒硝溶化温服。

［方解］方中重用赭石者，以赭石系铁氧化合，其重坠之性能引血管中之瘀痰下行也。

复诊 三日服药一次（凡降下之药不可连服，须俟其正气稍缓再服），共服三次，每次服药后通下大便两三次，似有痰涎随下，其精神较前稍明了，诊其脉仍有滑实之象，身体未见衰弱，拟再投以较重之剂，盖凡癫狂之甚者，非重剂治之不能愈也。

［处方］生赭石（轧细）二两，川大黄一两，芒硝四钱，甘遂（细末）钱半。

药共四味，先煎赭石十余沸，入大黄煎两三沸，取汤一大盅，入芒硝溶化，将服时再调入甘遂末。

三诊 将药如法煎服一剂，下大便五六次，带有痰涎若干，中隔两日又服药一次（药中有甘遂，必须三日服一次，不然必作呕吐），又下大便五六次，中多兼痰块挑之不开，此所谓顽痰也。从此精神大见明了，脉象亦不复滑实矣，拟改用平和之剂调治之。

[处方] 生怀山药一两，生杭芍六钱，清半夏四钱，石菖蒲三钱，生远志二钱，清竹沥三钱，镜面砂（研细）三分。

药共七味，将前五味煎汤一大盅，调入竹沥送服朱砂细末。

[效果] 将药如法煎服数剂，病遂痊愈。(《医学衷中参西录·痫痉癫狂门·癫狂失心》)

○ 奉天林布都道尹之哲嗣凤巢，患癫狂证，居大连东人医院，调治年余，东人治以西法，日饮以缬草（即中药甘松）丁几，谓系为调养神经之妙品，然终分毫无效。后来奉至院中求治，知系顽痰过盛，充塞其心脑相通之路，因以隔阂其神明也。投以大承气汤，加生赭石细末两半，同煎汤，送服甘遂细末钱半，降下痰涎若干。后间三日服一次，服至四次痊愈。(《医学衷中参西录·致陆晋笙书》)

○ 惟近在天津，治河东李公楼刘姓女子，得失心病，然有轻时，每逢大便干燥时则加剧，遂俾用生赭石细末，每服三钱，日两次。连服月余，大便之干燥除，而病亦遂愈矣。诚以赭石重坠之性，能引其隔阂元神、识神之痰涎下行也。(《医学衷中参西录·论癫狂失心之原因及治法》)

○ 又愚在籍时曾治一壮年，癫狂失心，六脉皆闭，重按亦分毫不见（于以知顽痰能闭脉）。投以大承气汤加赭石二两，煎汤送服甘遂细末三钱（此方名荡痰加甘遂汤，以治癫狂之重者，若去甘遂名荡痰汤，以治癫狂之轻者，二方救人多矣）。服后大便未行。隔数日（凡有甘遂之药不可连日服之，连服必作呕吐）将药剂加重，大黄、赭石各用三两，仍送服甘遂三钱，大便仍无行动。遂改用巴豆霜五分，单用赭石细末四两煎汤送下，间三日一服（巴豆亦不可连服，若连服则肠胃腐烂矣）。每服后大便行数次，杂以成块之痰若干。服至两次，其脉即出。至五次，痰净，其癫狂遂愈。复改用清火化瘀之药，服数剂以善其后。(《医学衷中参西录·论用药以胜病为主不拘分量之多少》)

痞　满

○ 丙寅季春，愚自沧州移居天津。有南门外郭智庵者，年近三旬，造寓求诊。自言心中常常满闷，饮食停滞胃中不下，间有呕吐之时，大便非服通利之品不行，如此者年余，屡次服药无效，至今病未增剧，因饮食减少则身体较前羸弱矣。诊其脉，至数如常，而六部皆有郁象。因晓之曰：此胃气不降之证也，易治耳。但重用赭石数剂即可见效也。为疏方，用生赭石细末一两，生怀山药、炒怀山药各七钱，全当归三钱，生鸡内金二钱，厚朴、柴胡各一钱。嘱之曰：此药煎汤日服一剂，服至大便日行一次再来换方。（《医学衷中参西录·论胃气不降治法》）

○ 时有同县医友曰纶李君在座，亦为诊其脉，疑而问曰：凡胃气不降之病，其脉之现象恒弦长有力。今此证既系胃气不降，何其六脉皆有郁象，而重按转若无力乎？答曰：善哉问也，此中颇有可研究之价值。盖凡胃气不降之脉，其初得之时，大抵皆弦长有力，以其病因多系冲气上冲，或更兼肝气上干。冲气上冲，脉则长而有力；肝气上干，脉则弦而有力；肝冲并见，脉则弦长有力也。然其初为肝气、冲气之所迫，其胃腑之气不得不变其下行之常而上逆，迨其上逆既久，因习惯而成自然，即无他气冲之干之，亦恒上逆而不能下行。夫胃居中焦，实为后天气化之中枢。故胃久失其职，则人身之气化必郁，亦为胃久失其职，则人身之气化又必虚，是以其脉之现象亦郁而且虚也。为其郁也，是以重用赭石以引胃气下行，而佐以厚朴以通阳（叶天士谓：厚朴多用则破气，少用则通阳），鸡内金以化积，则郁者可开矣。为其虚也，是以重用山药生、熟各半，取其能健脾兼能滋胃（脾湿胜不能健运，宜用炒山药以健之；胃液少不能化食，宜用生山药以滋之），然后能受开郁之药，而无所伤损。用当归者，取其能生血兼能润便补虚，即以开郁也。用柴胡者，因人身之气化左宜升、右宜降，但重用镇降之药，恐有妨于气化之自然，故少加柴胡以宣通之，所以还其气化之常也。曰纶闻之，深韪愚言。后其人连服此药八剂，大便日行一次，满闷大减，饮食加多。遂将赭石改用六钱，柴胡改用五分，又加白术钱半。连服十剂痊愈。阅旬日，曰纶遇有此证，脉亦相同，亦重用赭石治愈。觌面时向愚述之，且深赞愚审证之确，制方之精，并自喜其医学有进步也。(《医学衷中参西录·论胃气不降治法》)

○ 定县吴锡三偕眷寓汉皋。其妻病，服药罔效。时弟服武昌督署务，诊其脉，浮而无力。胸次郁结，如有物阻塞，饮食至胃间，恒觉烧热不下。仿第二卷首方参赭镇气汤之义，用野台参六钱，赭石细末二两。将二药煎服，胸次即觉开通。服至二剂，饮食下行无碍。因其大便犹燥，再用当归、肉苁蓉各四钱，俾煎服，病若失（本案为他人所治，编者注)。(《医学衷中参西录·宗弟相臣来函》)

○ 奉天海龙秦星垣，年三十余，胃中满闷，不能饮食，自觉贲门有物窒碍，屡经医治，分毫无效。脉象沉牢，为疏方鸡内金六钱，白术、赭石各五钱，乳香、没药、丹参各四钱，生桃仁二钱，连服八剂痊愈。星垣喜为登报声明。(《医学衷中参西录·鸡内金解》)

○ 姚景仁，住天津鼓楼东，年五十二岁，业商，得肝郁胃逆证。

[**病因**] 劳心太过，因得斯证。

[**证候**] 腹中有气，自下上冲，致胃脘满闷，胸中烦热，胁下胀疼，时常呃逆，间作呕吐。大便燥结，其脉左部沉细，右部则弦硬而长，大于左部数倍。

[**诊断**] 此乃肝气郁结，冲气上冲，更迫胃气不降也。为肝气郁结，是以左脉沉细，为冲气上冲，是以右脉弦长，冲脉上隶阳明，其气上冲不已，易致阳明胃气不下降。此证之呕吐呃逆，胃脘满闷，胸间烦热，皆冲胃之气相并冲逆之明征也。其胁下胀疼，肝气郁结之明征也。其大便燥结者，因胃气原宜息息下行，传送饮食下为二便，今其胃气既不降，是以大便燥结也。拟治以舒肝降胃安冲之剂。

［处方］生赭石（轧细）一两，生怀山药一两，天冬一两，寸麦冬（去心）六钱，清半夏（水洗三次）四钱，碎竹茹三钱，生麦芽三钱，茵陈二钱，川续断二钱，生鸡内金（黄色的捣）二钱，甘草钱半。

煎汤一大盅，温服。

［方解］肝主左而宜升，胃主右而宜降，肝气不升则先天之气化不能由肝上达，胃气不降则后天之饮食不能由胃下输，此证之病根，正因当升者不升，当降者不降也。故方中以生麦芽、茵陈以升肝；生赭石、半夏、竹茹以降胃，即以安冲；用续断者，因其能补肝，可助肝气上升也；用生山药、二冬者，取其能润胃补胃，可助胃气下降也，用鸡内金者，取其能化瘀止疼，以运行诸药之力也。

复诊　上方随时加减，连服二十余剂，肝气已升，胃气已降，左右脉均已平安，诸病皆愈。惟肢体乏力，饮食不甚消化，拟再治以补气健胃之剂。

［处方］野台参四钱，生怀山药一两，生赭石（轧细）六钱，天冬六钱，寸麦冬六钱，生鸡内金（黄色的捣）三钱，生麦芽三钱，甘草钱半。

煎汤一大盅，温服。

［效果］将药煎服三剂，饮食加多，体力渐复。于方中加枸杞五钱，白术三钱，俾再服数剂，以善其后。

［说明］身之气化，原左升右降，若但知用赭石降胃，不知用麦芽升肝，久之，肝气将有郁遏之弊，况此证之肝气原郁结乎？此所以方中用赭石，即用麦芽，赭石生用而麦芽亦生用也。且诸家本草谓麦芽炒用者为丸散剂也，若入汤剂何须炒用，盖用生者煮汁饮之，则消食之力愈大也。

［或问］升肝之药，柴胡最效，今方中不用柴胡而用生麦芽者，将毋别有所取乎？答曰：柴胡升提肝气之力甚大，用之失宜，恒并将胃气之下行者提之上逆。曾有患阳明厥逆吐血者，初不甚剧。医者误用柴胡

数钱即大吐不止，须臾盈一痰盂，有危在顷刻之惧，取药无及，适备有生赭石细末若干，俾急用温开水送下，约尽两半，其血始止，此柴胡并能提胃气上逆之明征也。况此证之胃气原不降乎？至生麦芽虽能升肝，实无妨胃气之下降，盖其萌芽发生之性，与肝木同气相求，能宣通肝气之郁结，使之开解而自然上升，非若柴胡之纯于升提也。(《医学衷中参西录·气病门·肝气郁兼气不降》)

○ 在奉天时曾治警务处科长郝景山，年四十余，心下痞闷阻塞，饮食不能下行，延医治不效。继入东人医院，治一星期，仍然无效。浸至不能起床，吐痰腥臭，精神昏愦。再延医诊视，以为肺病已成，又兼胃病，不能治疗。其家人惶恐无措，迎愚延医。其脉左右皆弦，右部则弦而有力，其舌苔白浓微黄，抚其肌肤发热，问其心中亦觉热，思食凉物，大便不行者已四五日，自言心中满闷异常，食物已数日不进，吐痰不惟腥臭，且又觉凉。愚筹思再四，知系温病结胸。然其脉不为洪而有力，而为弦而有力，且所吐之痰臭而且凉者何也？盖因其人素有寒饮，其平素之脉必弦，其平素吐痰亦必凉（平素忽不自觉，今因病温，咽喉发热觉痰凉耳），因有温病之热与之混合，所以脉虽弦而仍然有力，其痰虽凉，而为温病之热熏蒸，遂至腥臭也。为疏方，用蒌仁、生赭石细末各一两，玄参、知母各八钱，苏子、半夏、党参、生姜各四钱，煎汤冲服西药留苦四钱。一剂胸次豁然，可进饮食，右脉较前柔和，舌苔变白，心中犹觉发热，吐痰不臭，仍然觉凉。遂将原方前四味皆减半，加当归三钱，服后大便通下，心中益觉通豁。惟有时觉有凉痰自下发动，逆行上冲，周身即出汗。遂改用赭石、党参、干姜各四钱，半夏、白芍各三钱，川朴、五味、甘草各二钱，细辛一钱。连服数剂，寒痰亦消矣。此证原寒饮结胸与温病结胸相并而成，而初次方中但注重温病结胸，惟生姜一味为治寒饮结胸之药。因此二病之因，一凉一热，原难并治。若将方中之生姜改为干姜，则温病之热必不退。至若生姜之性虽热，而与凉药并用实又能散热。迨至温病热退，然后重用干姜以开其寒饮。此权其病势之缓急先后分治，而仍用意周匝，不致顾此失彼，是以能循序奏效也。(《医学衷中参西录·论结胸治法》)

呕　　吐

○ 沧州中学学生安瑰奇，年十八九，胸胁满闷，饮食减少，时作哕逆，腹中辘辘有声，盖气冲痰涎作响也，大便干燥，脉象弦长有力。为疏方，用生龙骨、牡蛎、代赭石各八钱，生山药、生芡实各六钱，半夏、生杭芍各四钱，芒硝、苏子各二钱，厚朴、甘草各钱半。一剂后，脉即柔和。按方略有加减，数剂痊愈。陈修园谓龙骨、牡蛎为治痰之神品，然泛用之多不见效，惟以治此证之痰，则效验非常。因此等痰涎，原因冲气上冲而生，龙骨、牡蛎能镇敛冲气，自能引导痰涎下行也。盖修园原谓其能导引逆上之火、泛滥之水下归其宅，故能治痰。夫火逆上，水泛滥，其中原有冲气上冲也。(《医学衷中参西录·论冲气上冲之病因病状病脉及治法》)

○ 曾治邻村泊北庄张氏妇，年二十余，胃寒作吐，所吐之食分毫不能消化（凡食后半日吐出不消化者皆系胃寒），医治半年无效，虽投以极热之药亦分毫不觉热，脉甚细弱，且又沉迟。知其胃寒过甚，但用草木之品恐难疗治。俾用生硫黄细末一两，分作十二包，先服一包，过两句钟不觉热，再服一包。又为开汤剂干姜、炙甘草各一两，乌附子、广油桂、补骨脂、於术各五钱，厚朴二钱，日煎服一剂。其硫黄当日服至八包，犹不觉热，然自此即不吐食矣。后数日，似又反复，遂于汤剂中加代赭石细末五钱，硫黄仍每日服八包，其吐又止。连服数日，觉微热，俾将硫黄减半，汤剂亦减半，惟赭石改用三钱。又服二十余日，其吐永不反复。愚生平用硫黄治病，以此证所用之量为最大。至于西药中硫黄三种，其初次制者名升华硫黄，只外用于疮疡，不可内服。用升华硫黄再制之，为精制硫黄，用精制硫黄再制之为沉降硫黄，此二种硫黄可以内服。然欲其热力充足，服之可以补助元阳、温暖下焦，究不若择纯质生硫黄服之之为愈也。三期第八卷载有服生硫黄法，附有医案若干可参观。(《医学衷中参西录·论痫证治法》)

○ 大城王家口，王佑三夫人，年近四旬，时常呕吐，大便迟下，数年不愈。

[病因] 其人禀性暴烈，处境又多不顺，浸成此证。

[证候] 饭后每觉食停胃中，似有气上冲阻其下行，因此大便恒至旬日始下。至大便多日不下时，则恒作呕吐，即屡服止呕通便之药，下次仍然如故。求为延医，其脉左右皆弦，右脉弦而且长，重诊颇实，至数照常。

[诊断] 弦为肝脉，弦而且长则冲脉也。弦长之脉，见于右部，尤按之颇实，此又为胃气上逆之脉。肝、胃、冲三经之气化皆有升无降，故其下焦便秘而上焦呕吐也。此当治以泻肝、降胃、镇冲之剂，其大便自顺，呕吐自止矣。

[处方] 生赭石（轧细）两半，生杭芍六钱，柏子仁六钱，生怀山药六钱，天冬六钱，怀牛膝五钱，当归四钱，生麦芽三钱，茵陈二钱，甘草钱半。

共煎汤一大盅，温服。

[效果] 服药一剂，大便即通下，即原方略为加减，又服数剂，大便每日一次，食后胃中已不觉停滞，从此病遂除根。

[或问] 麦芽生用能升肝气，茵陈为青蒿之嫩者亦具有升发之力，此证即因脏腑之气有升无降，何以方中复用此二药乎？答曰：肝为将军之官，中寄相火，其性最刚烈，若强制之，恒激发其反动之力；麦芽、茵陈善疏肝气而不致过于升提，是将顺肝木之性使之柔和，不致起反动力也。(《医学衷中参西录·气病门·胃气不降》)

○奉天小南门里，连奉澡塘司账曲玉轩，年三十余，得瘟病，两三日恶心呕吐，五日之间饮食不能下咽，来院求为诊治。其脉浮弦，数近六至，重按无力，口苦心热，舌苔微黄。因思其脉象浮弦者，阳明与少阳合病也，二经之病机相并上冲，故作呕吐也，心热口苦者，内热已实也；其脉无力而数者，无谷气相助又为内热所迫也。因思但用生赭石煮水饮之，既无臭味，且有凉镇之力，或可不吐。遂用生赭石二两，煎水两茶杯，分二次温饮下，饮完仍复吐出，病人甚觉惶恐，加以久不饮食，形状若莫可支持。愚曰：无恐，再用药末数钱，必能立止呕吐。遂单用生赭石细末五钱，开水送服，觉恶心立止，须臾胸次通畅，进薄粥一杯，下行顺利。从此饮食不复呕吐，而心中犹发热，舌根肿胀，言语不利，又用生石膏一两，丹参、乳香、没药、连翘各三钱，连服两剂痊愈。(《医学衷中参西录·赭石解》)

○癸亥秋，愚在奉天同善堂医学校讲药性，有学生李庆霖之族姊来奉，病于旅邸。屡经医治无效，病势危急，庆霖求为诊治。其周身灼热，脉象洪实，心中烦躁怔忡，饮食下咽即呕吐，屡次所服之药，亦皆呕吐不受。视其舌苔黄厚，大便数日未行，知其外感之热已入阳明之腑，又挟胃气上逆，冲气上冲也。为疏方，用生赭石细末八钱，生石膏细末两半，蒌仁一两，玄参、天冬各六钱，甘草二钱。将后五味煎汤一大茶杯，先用开水送服赭石细末，继将汤药服下，遂受药不吐，再服一剂痊愈。(《医学衷中参西录·赭石解》)

○近津沽有南门外张姓，年过三旬，患吐血证，医者方中有柴胡二钱，服后遂大吐不止。仓促迎愚诊视，其脉弦长有力，心中发热，知系胃气因热不降也。所携药囊中，有生赭石细末约两余，俾急用水送服强半。候约十二分钟，觉心中和平，又送服其余，其吐顿止。继用平胃寒降汤（寒降汤：生赭石六钱，清半夏三钱，蒌仁四钱，生杭芍四钱，竹茹三钱，牛蒡子三钱，粉甘草钱半。主治吐血、衄血。编者注）调之，痊愈。是知同一

吐血证，有时用柴胡而愈，有时用柴胡几致误人性命，审证时岂可不细心哉。(《医学衷中参西录·论吐血衄血之原因及治法》)

○天津建设厅科长刘敷陈君，愚在奉时之旧友也。于壬申正月上旬，觉心中时时发热，而周身又甚畏冷。时愚回籍，因延他医诊治。服药二十余剂，病转增剧，二便皆闭。再服他药，亦皆吐出。少进饮食，亦恒吐出。此际愚适来津，诊其脉弦长有余，然在沉分。知其有伏气化热，其热不能外达于表，是以心中热而外畏冷，此亦热深厥深之象也。俾先用鲜茅根半斤切碎，水煮三四沸，视茅根皆沉水底，其汤即成。取清汤三杯，分三次服，每服一次，将土狗三个捣为末，生赭石三钱亦为细末，以茅根汤送下。若服过两次未吐，至三次赭石可以不用。乃将药服后，呕吐即止，小便继亦通下。再诊其脉，变为洪长有力，其心中仍觉发热，外表则不畏冷矣。其大便到此已半月未通下。遂俾用大潞参五钱煎汤，送服生石膏细末一两。翌晨大便下燥粪数枚，黑而且硬。再诊其脉，力稍缓，知心中犹觉发热。又俾用潞党参四钱煎汤，送服生石膏细末八钱。翌晨又下燥粪二十余枚，仍未见溏粪。其心中不甚觉热，脉象仍似有力。又俾用潞党参三钱煎汤，送服生石膏细末六钱。又下燥粪十余枚，后则继为溏粪，病亦从此痊愈矣。盖凡伏气化热窜入胃腑，非重用石膏不解，《伤寒论》白虎汤原为治此证之的方也。然用白虎汤之例，汗、吐、下后皆加人参，以其虚也。而此证病已数旬，且频呕吐，其元气之虚可知，故以人参煎汤送石膏，此亦仿白虎加人参汤之义也。至石膏必为末送服者，以其凉而重坠之性善通大便，且较水煮但饮其清汤者，其退热之力又增数倍也。是以凡伏气化热，其积久所生之病，有成肺病者，有成喉病者，有生眼疾者，有患齿疼者，有病下痢者，有病腹疼者（即盲肠炎），其种种病因若皆由于伏气化热，恒有用一切凉药其病皆不能愈，而投以白虎汤或投以白虎加人参汤，再因证加减，辅以各病当用之药，未有不随手奏效者。此治伏气化热之大略也。至于拙

著全书中，所载伏气化热之病甚多，其治法亦各稍有不同，皆可参观。（《医学衷中参西录·论伏气化热未显然成温病者之治法》）

○天津南关下头王媪，得病月余，困顿已极，求治于弟。诊其脉，六部皆弦硬有力，更粗大异常，询其病，则胸膈满闷，食已即吐，月余以来，未得一饭不吐，且每日大便两三次，所便少许有如鸡矢，自云心中之难受，莫可言喻，不如即早与世长辞，脱此苦恼。细思胸肠满闷，颇似实证者，然而脉象弦硬粗大，无一点柔和之象，遂忆《衷中参西录》镇摄汤下注云，治胸服满闷，其脉大而弦，按之有力，此脾胃真气外泄，冲脉逆气上干之证，慎勿以实证治之云云。即抄镇摄汤（野台参五钱，生赭石五钱，生芡实五钱，生山药五钱，黄肉五钱，清半夏二钱，茯苓二钱。主治胸膈满闷，其脉大而弦，按之似有力，非真有力。编者注）原方予之。服一剂，吐即见减，大便次数亦见减，脉遂有柔和之象。四五剂，即诸病痊愈。以后遇此等脉象，即按此汤加减治之，无不效如桴鼓。然非我兄精研脉理，谆谆为医界说法，弟何由能辨此脉也。

活络效灵丹治气血凝滞诸疼，按方加减，大抵皆效，弟用之屡效。然间有不效之时，非方之不效，实因审证未细，所用之方未能与证吻合也。去岁仲冬，吾邑西崔庄刘耀南兄，系弟之同学，病左胁焮疼。诸治无效，询方于弟。授以活络效灵丹方，服之不应，因延为诊视。脉象他部皆微弱惟左关沉而有力。治以金铃泻肝汤，加当归数钱。服一剂，翌日降下若干绿色黏滞之物，遂豁然而愈。盖此汤原注明治胁下焮疼，由此知兄所拟方各有主治，方病相投，莫不神效也（本案为他人所治，编者注）。（《医学衷中参西录·李曰纶来函》）

○详观病案，知系胃阴亏损，胃气上逆，当投以滋胃液、降胃气之品。然病久气虚，又当以补气之药佐之。爰拟方于下，放胆服之，必能止呕吐，通大便。迨至饮食不吐，大便照常，然后再拟他方。

方用：生赭石二两，生山药一两，潞党参五钱，天冬八钱。共煎汤两茶杯，分三次温服下。渣煎一杯半，再分两次温服下。一剂煎两次，共分五次服，日尽一剂，三剂后吐必止，便必顺。用此方者，赭石千万不可减轻。若此药服之觉凉者，可加生姜四五片或初服时加生姜四五片亦可。(《医学衷中参西录·诊余随笔·答章景和君代友问病案治法》)

○辛酉六月三十日，余方就诊戚家，不意长儿大新（现年十二）大泻不止，及余回家，而吐亦作矣。其脉尤紧而迟，四末微麻，头疼、身热，无汗，口渴，此伏阴而兼外感也，遂投以先生所创之急救回生丹。小儿此证虽属伏阴，因有兼证，须兼解表，且先生谓此丹服之可温复得汗，故与之。从此可知无论伏阴霍乱，其病初起时，可先与此丹，令其得汗以减其势，而后再分途治之可也（若但系伏阴证先与以先生所制卫生防疫宝丹更妙）。乃服药后，须臾汗出，吐泻之势亦稍缓。继与以漂苍术三钱，枳壳二钱，厚朴钱半，西砂仁、广陈皮、炙甘草、苏叶各一钱，薄荷八分，加生姜、大枣，煎汤服之，未尽剂而愈。

按：其哲嗣兼外感，所以身热口渴。若但为伏阴，初则吐泻，继则身冷、转筋、目眶塌陷，无一不与霍乱相同，惟心中不觉发热，且四肢有拘急之象耳。斯实仿佛阴证霍乱，与《伤寒论》所载之霍乱相似，故其书所载复阳消阴法即系附子理中汤。今李君于其初得，谓可治以急救回生丹，且谓若治以卫生防疫宝丹更妙。盖卫生防疫宝丹，初服下觉凉，继则终归于热，因冰片、薄荷冰皆性热用凉也，况细辛、白芷原属温热之品，是以此丹之妙用，在上能清，在下能温耳。至急救回生丹，无辛、芷之热，朱砂又加重，药性似偏于凉矣，然朱砂原汞硫化合，凉中含有热性，况冰片、薄荷冰亦加多，发汗甚捷，服后无论新受之外感，久伏之邪气，皆可由汗透出。由斯观之，若果系阳证霍乱，即放胆投以急救回生丹，必能回生。若不能断其为阴为阳，即投以卫生防疫宝丹，亦无不效也。夫方自愚制，经李君发明之，而其用愈广，亦愈妙，李君真愚之益友矣。爰将二方之制法服法详列于下。

［**急救回生丹**］顶好朱砂一钱半，粉甘草细末一钱，冰片三分，薄荷冰二分。共为细末，分三次服。多半点钟服一次，开水送下，温覆得汗即愈。若初服即得汗者，后二次可徐徐服之。吐剧者，宜于甫吐后服之。

［**卫生防疫宝丹**］粉甘草细末十两，细辛细末两半，香白芷细末一两，薄荷冰细末四钱，冰片细末三钱，顶好朱砂细末三两。将前五味水泛为丸，绿豆大，阴干（不宜晒），朱砂为衣，勿令余剩，务令外皮坚实、光滑，可不走味。轻者，服一百二十粒，重者服一百六十粒或二百粒，开水送下，服一次未痊愈者，可继续服至数次。二方皆宜服之痊愈然后停服。

按：卫生防疫宝丹多服亦可发汗，无论霍乱因凉因热，用之皆效，并治一切暴病痧证，头疼，心烦，四肢作疼，泄泻，痢疾，呃逆（治此证尤效）。若无病者，每饭后服二十粒，能使饮食速消，饭量骤加，实为健胃良药。且每日服之，尤能预防一切杂证，不受传染。

霍乱之证，有但用上二方不效者，其吐泻已极，奄奄一息将脱者是也。方书有谓霍乱为脱疫者，实指此候。此时无论病因为凉为热，皆当急用人参八钱以复其阳，生山药一两、生杭芍六钱以滋其阴，山萸肉八钱以敛肝气之脱（此证吐泻之始，肝木助邪侮土，吐泻之极而肝气转先脱，将肝气敛住而元气可固），炙甘草三钱以和中气之漓，赭石细末四钱引人参之力下行即以防其呕吐，朱砂、童便（先用温热童便送服朱砂细末五分，再煎服前药）以交其心肾。此方载三期第四卷名急救回阳汤，实阴阳俱补也。心中觉热者，加天冬六七钱。身凉、脉不见、心中分毫不觉热者，去芍药，加乌附子一钱。若心中犹觉热，虽身凉脉闭，不可投以热药。汗多者，萸肉可用至两余。方中人参，若用野台参，即按方中分量，若用野山参，分量宜减半，另炖兑服。

按：此方当用于吐泻既止之后，若其势虽垂危，而吐泻犹未止，仍当审其凉热，用前二方以清内毒，然后以此方继之。其服药距离时间，

约在多半点钟（本案为他人所治，编者注）。（《医学衷中参西录·论霍乱治法》）

○ 一人年二十五六，素多痰饮，受外感，三四日间觉痰涎凝结于上脘，阻隔饮食不能下行，须臾仍复吐出。俾用莱菔子一两，生熟各半，捣碎煮汤一大盅，送服生赭石细末三钱，迟点半钟，再将其渣重煎汤一大盅，仍送服生赭石细末三钱，其上脘顿觉开通，可进饮食，又为开辛凉清解之剂，连服两剂痊愈。（《医学衷中参西录·莱菔子解》）

○ 一室女，于中秋节后，感冒风寒。三四日间，胸膈满闷，不受饮食，饮水一口亦吐出，剧时，恒以手自挠其胸。其脉象滑实，右部尤甚。本拟用荡胸汤，恐其闻药味呕吐（荡胸汤中不用大黄者，为其气浓味苦。呕吐者，不待药力施行吐出。然仍不如单用赭石更稳妥），遂单用赭石两半，煎汤饮下，顿饭顷，仍吐出。盖其胃口皆为痰涎壅滞，仅用赭石两半，药不胜病，下行不通，复转而吐出也。又用赭石四两，煎汤一大碗，分三次，陆续温饮下。胸次虽通，饮水不吐，翌日脉变洪长，其舌苔从前微黄，忽改黑色。遂重用白虎汤，连进两剂，共用生石膏半斤，大便得通而愈。（《医学衷中参西录·治伤寒温病同用方·荡胸汤》）

○ 友人高夷清曾治一人，上焦满闷，不能饮食，胸中觉有物窒塞。医者用大黄、蒌实陷胸之品十余剂，转觉胸中积满，上至咽喉，饮水一口即溢出。夷清用赭石二两，人参六钱为方煎服，顿觉窒塞之物降至下焦。又加当归、肉苁蓉，再服一剂，降下瘀滞之物若干，病若失（本案为他人所治，编者注）。（《医学衷中参西录·治喘息方·参赭镇气汤》）

○ 友人李景南曾治一人，寒痰壅滞胃中，呕吐不受饮食，大便旬日未行。用人参八钱、干姜六钱、赭石一两，一剂呕吐即止。又加当归五钱，大便得通而愈（本案为他人所治，编者注）。（《医学衷中参西录·治喘息方·参赭镇气汤》）

○ 友人毛仙阁曾治一妇人，胸次郁结，饮食至胃不能下行，时作呕吐。仙阁用赭石细末六钱，浓煎人参汤送下，须臾腹中如爆竹之声，胸次、胃中俱觉通豁，至此饮食如常（《医学衷中参西录·赭石解》中也录有本案：友人毛仙阁治一妇人，胸次郁结，饮食至胃不能下行，时作呕吐，其脉浮而不任重按。仙阁用赭石细末六钱，浓煎人参汤送下；须臾腹中如爆竹之声，胸次、胃中俱觉通豁，从此饮食如常，传为异事。本案为他人所治，编者注）。（《医学衷中参西录·治喘息方·参赭镇气汤》）

呃　逆

○门人高如璧曾治一叟，年七十余，得呃逆证，兼小便不通，剧时觉阻塞咽喉，息不能通，两目上翻，身躯后挺，更医数人治不效。如璧诊其脉浮而无力。遂用赭石、台参、生山药、生芡实、牛蒡子为方投之，呃逆顿愈。又加竹茹服一剂，小便亦通利。

历观以上诸治验案，赭石诚为救颠扶危之大药也。乃如此良药，今人罕用，间有用者，不过二三钱，药不胜病，用与不用同也。且愚放胆用至数两者，非鲁莽也。诚以临证既久，凡药之性情能力及宜轻宜重之际，研究数十年，心中皆有定见而后敢如此放胆，百用不至一失。且赭石所以能镇逆气，能下有形瘀滞者，以其饶有重坠之力，于气分实分毫无损。况气虚者又佐以人参，尤为万全之策也。其药虽系石质，实与他石质不同，即未经火煅，为末服之，亦与肠胃无伤。此从精心实验而知，故敢确凿言之（本案为他人所治，编者注）。（《医学衷中参西录·治喘息方·参赭镇气汤》）

噎　膈

○奉天北镇县萧叟，年六十七岁，友人韩玉书之戚也。得膈证延医治不愈。迁延五六月，病浸加剧，饮水亦间有难下之时。因玉书介绍，来院求为诊治。其脉弦长有力，右部尤甚。知其冲气上冲过甚，迫其胃气不下降也。询其大便，干燥不易下，多日不行，又须以药通之。投以参赭培气汤（潞党参六钱，天门冬四钱，生赭石八钱，清半夏三钱，淡苁蓉四钱，知母五钱，当归身三钱，柿霜饼五钱。主治噎膈及反胃。编者注），赭石改用一两。数剂后，饮食见顺，脉亦稍和，觉胃口仍有痰涎阻塞。为加清半夏三钱，连服十剂，饮食大顺，脉亦复常，大便亦较易。遂减赭石之半，又服数剂，大便一日两次。遂去赭石、柿霜饼、当归、知母，加於术三钱，数剂后自言，觉胃中消化力稍弱。此时痰涎已清，又觉胃口似有疙瘩，稍碍饮食之路。遂将於术改用六钱，又加生鸡内金（捣细）二钱，佐於术以健运脾胃，即借以消胃口之障碍，连服十余剂痊愈。
（《医学衷中参西录·治膈食方·参赭培气汤》）

○ 去岁（乙丑）舍侄洪升患膈食，延医诊治，年余无效。及病至垂危，诸医束手无策，有旧戚赌一良方，言系《衷中参西录》所载之方，名参赭培气汤（潞党参六钱，天门冬四钱，生赭石八钱，清半夏三钱，淡苁蓉四钱，知母五钱，当归身三钱，柿霜饼五钱。主治噎膈及反胃。编者注），服之立见功效。连服十剂，其病痊愈。后购全书读之，见书中所载共计一百六十余方，皆先生自拟，方后诊解精妙，验案屡载，无一非挽回人命之金丹也（本案为他人所治，编者注）。（《医学衷中参西录·马秀三来函》）

○ 盛隽卿，天津锅店街老德记西药房理事，年五旬，得噎膈证。

[病因] 处境恒多不顺，且又秉性褊急，易动肝火，遂得斯证。

[证候] 得病之初期，觉饮食有不顺时，后则常常如此，始延医为调治，服药半年，更医十余人皆无效验。转觉病势增剧，自以为病在不治，已停药不服矣。适其友人何冀云孝廉来津，其人雅博通医，曾阅拙著《衷中参西录》，力劝其求愚为之诊治。其六脉细微无力，强食饼干少许，必嚼成稀糜方能下咽，咽时偶觉龃龉即作呕吐，带出痰涎若干。惟饮粳米所煮稠汤尚无阻碍，其大便燥结如羊矢，不易下行。

[诊断] 杨素园谓：此病与失血异证同源，血之来也暴，将胃壁之膜冲开则为吐血；其来也缓，不能冲开胃膜，遂瘀于上脘之处，致食管窄隘即成噎膈。至西人则名为胃癌，所谓癌者，如山石之有岩，其形凸出也。此与杨氏之说正相符合，其为瘀血致病无疑也。其脉象甚弱者，为其进食甚少气血两亏也。至其便结如羊矢，亦因其饮食甚少，兼胃气虚弱不输送下行之故也。此宜化其瘀血兼引其血下行，而更辅以培养气血之品。

[处方] 生赭石（轧细）一两，野台参五钱，生怀山药六钱，天花粉六钱，天冬四钱，桃仁（去皮，捣）三钱，红花二钱，土鳖虫（捣碎）五枚，广三七（捣细）二钱。

药共九味，将前八味煎汤一大盅，送服三七末一半，至煎渣再服时，再送服其余一半。

[方解] 方中之义，桃仁、红花、土鳖虫、三七诸药，所以消其瘀血也。重用生赭石至一两，所以引其血下行也。用台参、山药者，所以培养胃中之气化，不使因服开破之药而有伤损也。用天冬、天花粉者，恐其胃液枯槁，所瘀之血将益干结，故借其凉润之力以滋胃液，且即以防台参之因补生热也。

[效果] 将药服至两剂后，即可进食，服至五剂，大便如常。因将赭石改用八钱，又服数剂，饮食加多，仍觉胃口似有阻碍不能脱然。俾将三七加倍为四钱，仍分两次服下，连进四剂。自大便泻下脓血若干，病遂痊愈。

[说明] 按：噎膈之证，有因痰饮而成者，其胃口之间生有痰囊（即喻氏《寓意草》中所谓窠囊），本方去土鳖虫、三七，加清半夏四钱，数剂可愈。有因胃上脘枯槁萎缩致成噎膈者，本方去土鳖虫、三七，将赭石改为八钱，再加当归、龙眼肉、枸杞子各五钱，多服可愈。有因胃上脘生瘤赘以致成噎膈者（"论胃病噎膈治法及反胃治法"中曾详论），然此证甚少，较他种噎膈亦甚难治。盖瘤赘之生，恒有在胃之下脘成

反胃者，至生于胃之上脘成噎膈者，则百中无一二也。(《医学衷中参西录·肠胃病门·噎膈》)

○ 堂侄女，年四十八岁，素羸弱多病。侄婿与两甥皆在外营业，因此自理家务，劳心过度，恒彻夜不寐。于癸卯夏日得膈证。时愚远出，遂延他医调治，屡次无效。及愚旋里，病势已剧。其脉略似滑实，重按无力。治以此汤 (参赭培气汤：潞党参六钱，天门冬四钱，生赭石八钱，清半夏三钱，淡苁蓉四钱，知母五钱，当归身三钱，柿霜饼五钱。主治噎膈及反胃。编者注)，加龙眼肉五钱，两剂见轻，又服十余剂痊愈。(《医学衷中参西录·治膈食方·参赭培气汤》)

○ 一人，年四十六，素耽叶子戏，至废寝食。初觉有气上冲咽喉，浸至妨碍饮食，时或呕吐不能下行。其脉弦长而硬，左右皆然。知系冲气挟胃气上冲。治以此汤 (参赭培气汤：潞党参六钱，天门冬四钱，生赭石八钱，清半夏三钱，淡苁蓉四钱，知母五钱，当归身三钱，柿霜饼五钱。主治噎膈及反胃。编者注)，加武帝台旋覆花二钱、生芡实四钱，降其冲逆之气而收敛之，连服十剂而愈。(《医学衷中参西录·治膈食方·参赭培气汤》)

○ 一叟，年六十余得膈证，向愚求方。自言犹能细嚼焦脆之物，用汤水徐徐送下，然一口咽之不顺，即呕吐不能再食，且呕吐之时，带出痰涎若干。诊其脉关后微弱，关前又似滑实，知其上焦痰涎壅滞也。用此汤加武帝台所产旋覆花二钱，连服四剂而愈。(《医学衷中参西录·治膈食方·参赭培气汤》)

○ 仲景《伤寒论》有旋覆代赭石汤，原治伤寒汗、吐、下解后，心下痞硬，噫气不除。周扬俊、喻嘉言皆谓，治膈证甚效。拙拟此方，重用赭石，不用旋覆花者，因旋覆花《本经》原言味咸，今坊间所鬻旋覆花，苦而不咸，用之似无效验。惟邑武帝台为汉武帝筑台望海之处，地多咸卤，周遭所产旋覆花，大于坊间鬻者几一倍，其味咸而兼辛，以治膈食甚效，诚无价之良药也。夫植物之中，含咸味者甚少，惟生于咸卤之地，故能饶有咸味，与他处产者迥异。为僻在海滨，无人采取购买，其处居民亦不识为药物（俗名六月兰），但取其作柴，惜哉！（《医学衷中参西录·治膈食方·参赭培气汤》）

○ 或问：《本经》旋覆花，未言苦亦未言辛。药坊之苦者，既与《本经》之气味不合，岂武帝台之辛者，独与《本经》之气味合乎？答曰：古人立言尚简，多有互文以见义者。《本经》为有文字后第一书，其简之又简可知。故读《本经》之法，其主治未全者，当于气味中求之；其气味未全者，即可于主治中求之。旋覆花《本经》载其主结气，胁下满，惊悸、除水，去五脏间寒热，补中下气。三复《本经》主治之文，则旋覆花当为平肝降气之要药，应借金之辛味，以镇肝木，其味宜咸而兼辛明矣。至于苦味，性多令人涌吐，是以旋覆花不宜兼此味也。且其花开于六月，而能预得七月庚金之气，故《尔雅》又名之曰"盗庚"。庚者金也，其味辛也，顾其名而思其义，则旋覆花宜咸而兼辛尤明矣。有用拙拟之方者，有可用之旋覆花，其味不至甚苦，亦可斟酌加入也。（《医学衷中参西录·治膈食方·参赭培气汤》）

○ 族家姑，年五旬有六，初觉饮食有碍，后浸增重，惟进薄粥，其脉弦细无力。盖生平勤俭持家，自奉甚薄，劳心劳力又甚过。其脉之细也，因饮食菲薄而气血衰；其脉之弦也，因劳心过度而痰饮盛也。姑上有两姊，皆以此疾逝世，气同者其病亦同，惴惴自恐不愈。愚毅然以为可治，投以此汤（参赭培气汤：潞党参六钱，天门冬四钱，生赭石八钱，清半夏三钱，淡苁蓉四钱，知母五钱，当归身三钱，柿霜饼五钱。主治噎膈及反胃。编者注），加白术二钱、龙眼肉三钱，连服十余剂痊愈。（《医学衷中参西录·治膈食方·参赭培气汤》）

反　胃

○ 陈景三，天津河北人，年五十六岁，业商，得反胃吐食证，半年不愈。

[**病因**] 初因夏日多食瓜果致伤脾胃，廉于饮食，后又因处境不顺心多抑郁，致成反胃之证。

[**证候**] 食后消化力甚弱，停滞胃中不下行，渐觉恶心，久之，则觉有气自下上冲，即将饮食吐出。屡经医诊视，服暖胃降气之药稍愈，仍然反复，迁延已年余矣。身体羸弱，脉弦长，按之不实，左右皆然。

[**诊断**] 此证之饮食不能消化，固由于脾胃虚寒，然脾胃虚寒者，食后恒易作泄泻，此则食不下行而作呕吐者，因其有冲气上冲，并迫其胃气上逆也。当以温补脾胃之药为主，而以降胃镇冲之药辅之。

[**处方**] 生怀山药一两，白术（炒）三钱，干姜三钱，生鸡内金（黄色的捣）三钱，生赭石（轧细）六钱，炙甘草二钱。

共煎汤一大盅，温服。

[**效果**] 将药煎服后，觉饮食下行不复呕吐，翌日头午，大便下两次，再诊其脉不若从前之弦长，知其下元气化不固，不任赭石之镇降也。遂去赭石加赤石脂五钱（用头煎和次煎之汤，分两次送服）、苏子二钱，日煎服一剂，连服十剂霍然痊愈。盖赤石脂为末送服，可代赭石以降胃镇冲，而又有固涩下焦之力，故服后不复滑泻也。（《医学衷中参西录·肠胃病门·反胃吐食》）

腹　痛

○ 李连荣，天津泥沽人，年二十五岁，业商，于仲春得腹结作疼证。

[**病因**] 偶因恼怒触动肝气，遂即饮食停肠中，结而不下作疼。

［**证候**］食结肠中，时时切疼，二十余日大便不通。始犹少进饮食，继则食不能进，饮水一口亦吐出。延医服药，无论何药下咽亦皆吐出，其脉左右皆微弱，犹幸至数照常，按之犹有根柢，知犹可救。

［**疗法**］治此等证，必止呕之药与开结之药并用，方能直达病所，又必须内外兼治，则久停之结庶可下行。

［**处方**］用硝菔攻结汤（净朴硝四两，鲜莱菔五斤。将莱菔切片，同朴硝和水煮之。初次煮，用莱菔片一斤，水五斤，煮至莱菔烂熟捞出。就其余汤，再入莱菔一斤。如此煮五次，约得浓汁一大碗，顿服之。若不能顿服者，先饮一半，停一点钟，再温饮一半，大便即通。主治大便燥结久不通，身体兼羸弱者。编者注），送服生赭石细末，汤分三次服下（每五十分钟服一次），共送服赭石末两半。外又用葱白四斤切丝，醋炒至极热，将热布包熨患处，凉则易之。又俾用净萸肉二两，煮汤一盅，结开下后饮之，以防虚脱。

［**效果**］自晚八点钟服，至夜半时将药服完，炒葱外熨，至翌日早八点钟下燥粪二十枚，后继以溏便。知其下净，遂将萸肉汤饮下，安然痊愈。若虚甚者，结开欲大便时，宜先将萸肉汤服下。（《医学衷中参西录·肠胃病门·肠结腹疼》）

○沈阳张姓媪，住小南门外风雨台旁，年过六旬，肠结腹疼，兼心中发热。

［**病因**］素有肝气病，因怒肝气发动，恒至大便不通，必服泻药始通下。此次旧病复发而呕吐不能受药，是以病久不愈。

［**证候**］胃下脐上似有实积，常常作疼，按之则疼益甚，表里俱觉发热，恶心呕吐。连次延医服药，下咽须臾即吐出，大便不行已过旬日，水浆不入者七八日矣。脉搏五至，左右脉象皆弱，独右关重按似有力，舌有黄苔，中心近黑，因问其得病之初曾发冷否？答云：旬日前曾发冷两日，至三日即变为热矣。

［**诊断**］即此症脉论之，其阳明胃腑当蕴有外感实热，是以表里俱

热，因其肠结不通，胃气不能下行，遂转而上行与热相并作呕吐。治此证之法，当用镇降之药止其呕，咸润之药开其结，又当辅以补益之品，俾其呕止结开，而正气无伤始克有济。

[处方] 生石膏（轧细）一两，生赭石（轧细）一两，玄参一两，潞参四钱，芒硝四钱，生麦芽二钱，茵陈二钱。共煎汤一大盅，温服。

[效果] 煎服一剂，呕止结开，大便通下燥粪若干，表里热皆轻减，可进饮食。诊其脉仍有余热未净，再为开滋阴清热之方，俾服数剂，以善其后。(《医学衷中参西录·肠胃病门·肠结腹疼兼外感实热》)

○下有实寒，上有浮热之证，欲用温热之药以祛其寒，上焦恒格拒不受，惟佐以赭石使之速于下行，直达病所，上焦之浮热转能因之下降。

曾治邻村星马村刘某，因房事后恣食生冷，忽然少腹抽疼，肾囊紧缩，大便不通，上焦兼有烦热。医者投以大黄附子细辛汤，上焦烦热益甚，两胁疼胀，便结囊缩，腹疼如故。病家甚觉惶恐，求为诊视。其脉弦而沉，两尺之沉尤甚，先用醋炒葱白熨其脐及脐下，腹中作响，大有开通之意，囊缩腹疼亦见愈，便仍未通。遂用赭石二两，乌附子五钱，当归、苏子各一两，煎汤饮下，即觉药力下行，过两句钟俾煎渣饮之，有顷，降下结粪若干，诸病皆愈。(《医学衷中参西录·赭石解》)

○诊内子常患腹疼，疼剧时则呕吐，屡次服药不能除根。近遵书中既济汤方（大熟地一两，净萸肉一两，生山药六钱，生龙骨捣细六钱，生牡蛎捣细六钱，茯苓三钱，白芍三钱，附子一钱。主治大病后阴阳不相维系。编者注），加赭石、吴茱萸、生姜，服后却不疼不吐。后又减去赭石、吴茱萸连服三剂，至今数月未尝反复。

计迄，今遵用书中之方将至一年，凡治愈喘证、心腹疼痛、历节风证约近百人。而来日方长，以后遵用先生之书，又不知能拯救几何人命也（本案为他人所治，编者注）。(《医学衷中参西录·田聘卿来函》)

腹　胀

○ 三年前在黄陂，曾代友人田寿先作脉案一则，呈请夫子赐方，治其腹胀病。蒙赐一方，药只三味（当归、丹参、代赭石），无异金丹。服后，瘀血由大便而下者数升，旋即病愈（本案为他人所治，编者注）。(《医学衷中参西录·萧介青来函》)

○ 愚二十余岁时，于仲秋之月，每至申酉时腹中作胀，后于将作胀时，但嚼服厚朴六七分许，如此两日，胀遂不作。盖以秋金收令太过，致腹中气化不舒，申酉又是金时，是以致其时作胀耳，服厚朴辛以散之，温以通之，且能升降其气化是以愈耳。

愚治冲气上冲，并挟痰涎上逆之证，皆重用龙骨、牡蛎、半夏、赭石诸药以降之、镇之、敛之，而必少用厚朴以宣通之，则冲气痰涎下降，而中气仍然升降自若无滞碍。(《医学衷中参西录·厚朴解》)

便　秘

○ 沧县西河沿王媪，年七旬有一。于仲冬胁下作疼，恶心呕吐，大便燥结。服药月余，更医十余人，病浸加剧。及愚诊视时，不食者已六七日，大便不行者已二十余日。其脉数五至余，弦而有力，左右皆然。舌苔满布，起芒刺，色微黄。其心中时觉发热，偶或作渴，仍非燥渴。胁下时时作疼，闻食味则欲呕吐，所以不能进食，小便赤涩短少。此伤寒之热已至阳明之腑，胃与大肠皆实，原是承气汤证。特其脉虽有力，然自弦硬中见其有力，非自洪滑中见其有力，此阴虚火实之脉，且数近六至，又年过七旬，似不堪承气之推荡。而愚有变通之法，加药数味于白虎汤中，则呕吐与胁疼皆止，大便亦可通下矣。病家闻之，疑而问曰：先生之论诚善，然从前医者皆未言有外感，且此病初起，亦未有头疼恶寒外征，何以竟成伤寒传腑之重症？答曰：此乃伏气为病也。大约此外感受于秋冬之交，因所受甚轻，所以不觉有外感，亦未能即病。而其所受之邪，伏于膜原之间，阻塞气化，暗生内热，遂浸养成今日之病。观此舌苔微黄，且有芒刺，岂非有外感之显征乎？病家似悟会，遂为疏方：生石膏两半，生山药一两，知母五钱，赭石五钱，川楝子五钱，生杭芍四钱，甘草二钱。煎汤两盅，分三次温服下。因其胁疼甚剧，肝木不和，但理以芍药、川楝，仍恐不能奏效，又俾用羚羊角一钱，另煎汤当茶饮之，以平肝泻热。当日将药服完，次晨复诊脉象已平，舌上芒刺已无，舌苔变白色，已退强半，胁疼亦大见愈，略思饮食，食稀粥一中碗，亦未呕吐，惟大便仍未通下。

疏方再用天冬，玄参、沙参、赭石各五钱，甘草二钱，西药硫酸镁二钱（冲服），煎服后，大便遂通下，诸病皆愈。为其年高病久，又俾服滋补之药数剂，以善其后。

按：此证之脉，第一方原当服白虎加人参汤，为其胁下作疼，所以不敢加人参，而权用生山药一两，以代白虎汤中之粳米，其养阴固气之力，又可以少代人参也。又赭石重坠下行，似不宜与石膏并用，以其能迫石膏寒凉之力下侵也。而此证因大肠甚实，故并用无妨，且不仅以之通燥结，亦以之镇呕逆也。（《医学衷中参西录·临证随笔》）

○沈阳苏惠堂，年三十许，痨嗽二年不愈。动则作喘，饮食减少，更医十余人，服药数百剂，分毫无效，羸弱转甚。其姊丈李生在京师见《医学衷中参西录》，大加赏异，急邮函俾其来院诊治。其脉数六至，虽细弱仍有根柢，知其可治。自言上焦恒觉发热，大便四五日一行，时或干燥，投以醴泉饮（生山药一两，大生地五钱，人参四钱，玄参四钱，生赭石四钱，牛蒡子三钱，天冬四钱，甘草二钱。主治虚劳发热，或喘或嗽，脉数而弱。编者注）。为其便迟而燥，赭石改用六钱，又加鸡内金二钱，恐其病久脏腑经络多瘀滞也。数剂后，饭量加增，心中仍有热时，大便已不燥，间日一行。遂去赭石二钱，加知母二钱，俾于晚间服汤药后，用白蔗糖水送服阿司匹林四分瓦之一，得微汗。后令于日间服之，不使出汗，数日不觉发热，脉亦复常。惟咳嗽未能痊愈，又用西药几阿苏六分，薄荷冰四分，和以绿豆粉为丸，梧桐子大，每服三丸，日两次，汤药仍照方服之，五六日后咳嗽亦愈，身体从此康健。(《医学衷中参西录·治阴虚劳热方·醴泉饮》)

○一人，年四十许，素畏寒凉。愚俾日服生硫黄，如黑豆粒大两块，大见功效，已年余矣。偶因暑日劳碌，心中有火，恣食瓜果，又饱餐肉食，不能消化，肠中结而不行，且又疼痛，时作呕吐。医者用大黄附子细辛汤降之，不效。又用京都薛氏保赤万应散，三剂并作一剂服之，腹疼减去，而仍不通行。后愚诊视，其脉近和平，微弦无力。盖此时不食数日，不大便十日矣。遂治以葱白熨法（大葱白四斤、干米醋。将葱白切丝和醋炒至极热，分作两包，乘热熨脐上。凉则互换，不可间断。其凉者，仍可加醋少许再炒热。然炒葱时，醋之多少须加斟酌。以炒成布包后，不至有汤为度。熨至六点钟，其结自开。主治便秘。编者注），觉腹中松畅，且时作开通之声。而仍然恶心，欲作呕吐。继用赭石二两，干姜钱半，俾煎服以止其恶心。仍助以葱白熨法，通其大便。外熨内攻，药逾五点钟，大便得通而愈。

按：《金匮》大黄附子细辛汤，诚为开结良方。愚尝用以治肠结腹疼者甚效。即薛氏保赤万应散，三剂作一剂服之，以治大人，亦为开结良方。愚用过屡次皆效。而以治此证，二方皆不效者，以其证兼呕吐，二方皆不能止其呕吐故也。病患自言，从前所服之药，皆觉下行未至病所，即上逆吐出。独此次服药，则沉重下达，直抵病结之处，所以能攻下也。(《医学衷中参西录·通结用葱白熨法》)

○一人年近四旬，身形素强壮，时当暮春，忽觉心中发热，初未介意，后渐至大小便皆不利，屡次延医服药，病转加剧，腹中胀满，发热益甚，小便犹滴沥可通，而大便则旬余未通矣，且又觉其热上逆，无论所服何药，下咽即吐出，因此医皆束手无策。后延愚为诊视，其脉弦长有力，重按甚实，左右皆然，视其舌苔厚而已黄，且多芒刺，知为伏气化热，因谓病者曰：欲此病愈非治以大剂白虎汤不可。病者谓：我未受外感，何为服白虎汤？答曰，此伏气化热证也。盖因冬日或春初感受微寒，未能即病，所受之寒伏藏于三焦脂膜之中，阻塞升降之气化，久而生热，至春令已深，而其所伏之气更随春阳而化热，于斯二热相并，而脏腑即不胜其灼热矣。此原与外感深入阳明者治法相同，是以宜治以白虎汤也。病者闻愚言而颔之，遂为开白虎汤方，方中生石膏用三两，为其呕吐为加生赭石细末一两，为其小便不利为加滑石六钱，至大便旬余不通，而不加通大便之药者，因赭石与石膏并用，最善通热结之大便也。俾煎汤一大碗，徐徐温饮下，服后将药吐出一半，小便稍通，大便未通下。翌日即原方将石膏改用五两，赭石改用两半，且仿白虎加人参汤之义，又加野台参三钱，复煎汤徐徐温饮下，仍吐药一半，大便仍未通下。于是变汤为散，用生石膏细末一两，赭石细末四钱和匀，为一日之量，鲜白茅根四两煎汤，分三次将药末送服，服后分毫未吐，下燥粪数枚，小便则甚畅利矣。翌日更仿白虎加人参汤之义，又改用野党参（古之人参生于上党，今之党参即古之人参也。然此参人工种者甚多，而仍以野山自生者为贵）五钱，煎汤送服从前药末，又下燥粪数枚，后或每日如此服药，歇息一日不服药，约计共服生石膏细末斤许，下燥粪近百枚，病始霍然痊愈。其人愈后，饮食增加，脾胃分毫无伤，则石膏之功用及石膏之良善可知矣。愚用石膏治大便之因热燥结者实多次矣，或单用石膏细末，或少佐以赭石细末，莫不随手奏效，为此次所用石膏末最多，故特志之。（《医学衷中参西录·深研白虎汤之功用》）

○乙卯之岁，客居广平，忽有车载病患，造寓求诊者。其人年过五旬，呻吟不止，言自觉食物结于下脘，甚是痛楚，数次延医调治，一剂中大黄用至两半不下。且凡所服之药，觉行至所结之处，即上逆吐出，饮食亦然。此时上焦甚觉烦躁，大便不通者已旬日矣。诊其脉，虽微弱，至数不数，重按有根。知犹可任攻下，因谓之曰：此病易治，特所服药中，有猛悍之品，服药时，必吾亲自监视方妥。然亦无须久淹，能住此四点钟，结处即通下矣。遂用此汤（赭遂攻结汤：生赭石二两，朴硝五钱，干姜二钱，药汁送服甘遂一钱半。主治宿食结于肠间，不能下行，大便多日不通。编者注）去干姜，方中赭石改用三两，朴硝改用八钱。服后须臾，腹中作响，迟两点半钟，大便通下而愈。后月余，又患结证如前，仍用前方而愈。(《医学衷中参西录·治燥结方》)

○ 又治一人素伤烟色，平日大便七八日一行，今因受外感实热，十六七日大便犹未通下，心中烦热，腹中胀满，用洗肠法下燥粪少许，而胀满烦热如旧。医者谓其气虚脉弱，不敢投降下之药。及愚诊之，知其脉虽弱而火则甚实，遂用调胃承气汤加野台参四钱，生赭石、天门冬各八钱，共煎汤一大碗，分三次徐徐温饮下，饮至两次，腹中作响，觉有开通之意，三次遂不敢服，迟两点钟大便通下，内热全消，霍然愈矣。(《医学衷中参西录·阳明病三承气汤证》)

○ 又治一少妇，于大怒之余感冒伤寒，热传阳明，大便燥结，医者两次投以大承气皆吐出。诊其脉弦长有力，盖脉现弦长，无论见于何部，皆主肝火炽盛，此不受药之所以然也。遂于大承气汤中将朴、实减轻（朴、实各用钱半），加生杭芍、生赭石各一两，临服药时，又恐药汤入口即吐出，先用白开水送服生赭石细末三钱，继将药服下，越三点钟大便通下而病即愈矣。(《医学衷中参西录·阳明病三承气汤证》)

○ 族侄孙云悼，患肠结证，缠绵两月有余。城内外及德州附近各名医，无人不请，更医数十人，服药百余剂，不但无效，转大增剧。伊亦以为无人能治，无药可医。气息奄奄，殓服已备。后接夫子信（曾为去信服《衷中参西录》中赭遂攻结汤），即携《衷中参西录》往视，幸伊心神未昏，将赭遂攻结汤方查出示之。伊素知医，卧观一小时，即猛起一手拍腑，言我病即愈，幸不当死。立急派人取药（赭遂攻结汤：生赭石二两，朴硝五钱，干姜二钱，药汁送服甘遂一钱半。主治宿食结于肠间，不能下行，大便多日不通。编者注），服后片刻，腹中大响一阵，自觉其结已开，随即大泻两三盆，停约两句钟，又泻数次，其病竟愈。

随即食山药粉稀粥两茶杯，继用补益濡润之药数剂以善其后。伊之全家，至今永感不忘（本案为他人所治，编者注）。（《医学衷中参西录·卢月潭来函》）

肠　结

○后闻此医自患肠结，亦用此方煎汤（赭石细末三两，芒硝五钱，煎汤送服甘遂细末钱半。编者注）先服一半，甘遂亦送下一半，药力下行，结不能开，仍复吐出。继服其余一半，须臾仍然吐出，竟至不起。（《医学衷中参西录·论肠结治法》）

○后有医者得此方（赭石细末三两、芒硝五钱，煎汤送服甘遂细末钱半。编者注）以治月余之肠结证，亦一剂而愈。（《医学衷中参西录·论肠结治法》）

○有患此证（指肠结最为紧要之证，恒于人性命有关。或因常常呕吐，或因多食生冷及硬物，或因怒后饱食，皆可致肠结，其结多在十二指肠及小肠间，有结于幽门者。其证有腹疼者，有呕吐者，尤为难治。编者注）急欲通下者，愚曾用赭石细末三两、芒硝五钱，煎汤送服甘遂细末钱半，服后两点半钟其结即通下矣。（《医学衷中参西录·论肠结治法》）

黄　疸

○范庸吾，年三十二岁，住天津城里草厂庵旁，业商，为义商汇丰银行经理，得黄疸证。

［病因］连日朋友饮宴，饮酒过量，遂得斯证。

［证候］周身面目俱黄，饮食懒进，时作呕吐，心中恒觉发热，小便黄甚，大便白而干涩，脉象左部弦而有力，右部滑而有力。

［诊断］此因脾中蕴有湿热，不能助胃消食，转输其湿热于胃，以致胃气上逆（是以呕吐），胆火亦因之上逆（黄坤载谓，非胃气下降，则胆火不降），致胆管肿胀不能输其汁于小肠以化食，遂溢于血中而成黄疸矣。治此证者，宜降胃气，除脾湿，兼清肝胆之热则黄疸自愈。

［处方］生赭石（轧细）一两，生薏米（捣细）八钱，茵陈三钱，栀子三钱，生麦芽三钱，竹茹三钱，木通二钱，槟榔二钱，甘草二钱。

煎汤服。

［效果］服药一剂，呕吐即止，可以进食，又服两剂，饮食如常，遂停药，静养旬日间黄疸皆退净。（《医学衷中参西录·黄疸门·黄疸》）

头　痛

○崔华林，天津金钢桥旁德兴木厂理事，年三十八岁，得脑充血兼两腿痿弱证。

［病因］出门采买木料，数日始归，劳心劳力过度，遂得斯证。

［证候］其初常觉头疼，时或眩晕，心中发热，饮食停滞，大便燥结，延医治疗无效。一日早起下床，觉痿弱无力，痿坐于地，人扶起坐床沿休息移时，自扶杖起立，犹可徐步，然时恐颠仆。其脉左部弦而甚硬，右部弦硬且长。

［诊断］其左脉弦硬者，肝气挟火上升也。右脉弦硬且长者，胃气上逆更兼冲气上冲也。因其脏腑间之气化有升无降，是以血随气升充塞于脑部作疼作眩晕。其脑部充血过甚，或自微细血管溢血于外，或隔血管之壁些些渗血于外，其所出之血，若着于司运动之神经，其重者可使肢体痿废，其轻者亦可使肢体软弱无力。若此证之忽然痿坐于地者是

也。至其心中之发热，饮食之停滞，大便之燥结，亦皆其气化有升无降之故，此宜平肝、清热、降胃、安冲，不使脏腑之气化过升，且导引其脑中过充之血使之下行，则诸证自愈矣。

[处方] 生赭石（轧细）一两，怀牛膝一两，生怀地黄一两，生珍珠母（捣碎）六钱，生石决明（捣碎）六钱，生杭芍五钱，当归四钱，龙胆草二钱，茵陈钱半，甘草钱半。

共煎汤一大盅，温服。

复诊 将药连服七剂，诸病皆大见愈，脉象亦大见缓和，惟其步履之间仍须用杖，未能复常，心中仍间有发热之时。拟即原方略为加减，再佐以通活血脉之品。

[处方] 生赭石（轧细）一两，怀牛膝一两，生怀地黄一两，生杭芍五钱，生珍珠母（捣碎）四钱，生石决明（捣碎）四钱，丹参四钱，生麦芽三钱，土鳖虫五个，甘草一钱。

共煎汤一大盅，温服。

[**效果**] 将药连服八剂，步履复常，病遂痊愈。(《医学衷中参西录·脑充血门·脑充血兼腿痿弱》)

○ 谈丹崖，北平大陆银行总理，年五十二岁，得脑充血头疼证。

[**病因**] 因劳心过度，遂得脑充血头疼证。

[**证候**] 脏腑之间恒觉有气上冲，头即作疼，甚或至于眩晕，其夜间头疼益甚，恒至疼不能寐。医治二年无效，浸至言语謇涩，肢体渐觉不利，饮食停滞胃口不下行，心中时常发热，大便干燥。其脉左右皆弦硬，关前有力，两尺重按不实。

[**诊断**] 弦为肝脉，至弦硬有力无论见于何部，皆系有肝火过升之弊。因肝火过升，恒引动冲气胃气相并上升，是以其脏腑之间恒觉有气上冲也。人之血随气行，气上升不已，血即随之上升不已，以致脑中血管充血过甚，是以作疼。其夜间疼益剧者，因其脉上盛下虚，阴分原

不充足，是以夜则加剧，其偶作眩晕亦职此也。至其心常发热，肝火炽其心火亦炽也。其饮食不下行，大便多干燥者，又皆因其冲气挟胃气上升，胃即不能传送饮食以速达于大肠也。其言语肢体謇涩不利者，因脑中血管充血过甚，有妨碍于司运动之神经也。此宜治以镇肝、降胃、安冲之剂，而以引血下行兼清热滋阴之药辅之。又须知肝为将军之官，中藏相火，强镇之恒起其反动力，又宜兼用疏肝之药，将顺其性之作引也。

[**处方**] 生赭石（轧细）一两，生怀地黄一两，怀牛膝六钱，大甘枸杞六钱，生龙骨（捣碎）六钱，生牡蛎（捣碎）六钱，净萸肉五钱，生杭芍五钱，茵陈二钱，甘草二钱。

共煎汤一大盅，温服。

复诊 将药连服四剂，头疼已愈强半，夜间可睡四五点钟，诸病亦皆见愈，脉象之弦硬已减，两尺重诊有根，拟即原方略为加减，俾再服之。

[**处方**] 生赭石（轧细）一两，生怀地黄一两，生怀山药八钱，怀牛膝六钱，生龙骨（捣碎）六钱，生牡蛎（捣碎）六钱，净萸肉五钱，生杭芍五钱，生鸡内金（黄色的捣）钱半，茵陈钱半，甘草二钱。

共煎汤一大盅，温服。

三诊 将药连服五剂，头已不疼，能彻夜安睡，诸病皆愈。惟办事，略觉操劳过度，头仍作疼，脉象犹微有弦硬之意，其心中仍间有觉热之时，拟再治以滋阴清热之剂。

[**处方**] 生怀山药一两，生怀地黄八钱，玄参四钱，北沙参四钱，生杭芍四钱，净萸肉四钱，生珍珠母（捣碎）四钱，生石决明（捣碎）四钱，生赭石（轧细）四钱，怀牛膝三钱，生鸡内金（黄色的捣）钱半，甘草二钱。

共煎汤一大盅，温饮下。

[**效果**] 将药连服六剂，至经理事务时，头亦不疼，脉象已和平如

常。遂停服汤药，俾日用生山药细末，煮作茶汤，调以白糖令适口，送服生赭石细末钱许，当点心服之以善其后。

[**说明**] 脑充血之病名，倡自西人，实即《内经》所谓诸厥证，亦即后世方书所谓内中风证，三期七卷镇肝息风汤后及五期三卷建瓴汤后皆论之甚详，可参观。至西人论脑充血证，原分三种，其轻者为脑充血，其血虽充实于血管之中，犹未出于血管之外也，其人不过头疼，或兼眩晕，或口眼略有歪斜，或肢体稍有不利；其重者为脑溢血，其血因充实过甚，或自分支细血管中滋出少许，或隔血管之壁因排挤过甚渗出少许，其所出之血着于司知觉之神经，则有累知觉，着于司运动之神经，则有累运动。治之得宜，其知觉运动亦可徐复其旧；其又重者为脑出血，其血管充血至于极点，而忽然破裂也，其人必忽然昏倒，人事不知，其稍轻者，或血管破裂不剧，血甫出即止，其人犹可徐徐苏醒。若其人不能自醒，亦可急用引血下行之药使之苏醒。然苏醒之后，其知觉之迟顿，肢体之痿废，在所不免矣。此证治之得宜，亦可渐愈，若欲治至脱然无累，不过百中之一二耳。至于所用诸种治法，五期三卷中论之颇详可参观。（《医学衷中参西录·脑充血门·脑充血头疼》）

〇 天津北马路西首，于氏妇，年二十二岁，得脑充血头疼证。

[**病因**] 其月信素日短少，不调，大便燥结，非服降药不下行，浸至脏腑气化有升无降，因成斯证。

[**证候**] 头疼甚剧，恒至夜不能眠，心中常觉发热，偶动肝火即发眩晕，胃中饮食恒停滞不消，大便六七日不行，必须服通下药始行。其脉弦细有力而长，左右皆然，每分钟八十至，延医诊治历久无效。

[**诊断**] 此因阴分亏损，下焦气化不能固摄，冲气遂挟胃气上逆，而肝脏亦因阴分亏损水不滋木，致所寄之相火妄动，恒助肝气上冲。由斯脏腑之气化有升无降，而自心注脑之血为上升之气化所迫，遂至充塞于脑中血管而作疼作晕也。其饮食不消大便不行者，因冲胃之气皆逆

也。其月信不调且短少者，因冲为血海，肝为冲任行气，脾胃又为生血之源，诸经皆失其常司，是以月信不调且少也。《内经》谓：血菀（同"郁"）于上，使人薄厥。言为上升之气血逼薄而厥也。此证不急治则薄厥将成，宜急治以降胃、镇冲、平肝之剂，再以滋补真阴之药辅之，庶可转上升之气血下行不成薄厥也。

［处方］生赭石（轧细）一两，怀牛膝一两，生怀地黄一两，大甘枸杞八钱，生怀山药六钱，生杭芍五钱，生龙齿（捣碎）五钱，生石决明（捣碎）五钱，天冬五钱，生鸡内金（黄色的捣）二钱，苏子（炒捣）二钱，茵陈钱半，甘草钱半。

共煎汤一大盅，温服。

复诊　将药连服四剂，诸病皆见轻，脉象亦稍见柔和。惟大便六日仍未通行，因思此证必先使其大便如常，则病始可愈，拟将赭石加重，再将余药略为加减以通其大便。

［处方］生赭石（轧细）两半，怀牛膝一两，天冬一两，黑芝麻（炒捣）八钱，大甘枸杞八钱，生杭芍五钱，生龙齿（捣碎）五钱，生石决明（捣碎）五钱，苏子（炒捣）三钱，生鸡内金（黄色的捣）钱半，甘草钱半，净柿霜五钱。

药共十二味，将前十一味煎汤一大盅，入柿霜融化温服。

三诊　将药连服五剂，大便间日一行，诸证皆愈十之八九，月信适来，仍不甚多，脉象仍有弦硬之意，知其真阴犹未充足也。当即原方略为加减，再加滋阴生血之品。

［处方］生赭石（轧细）一两，怀牛膝八钱，大甘枸杞八钱，龙眼肉六钱，生怀地黄六钱，当归五钱，玄参四钱，沙参四钱，生怀山药四钱，生杭芍四钱，生鸡内金（黄色的捣）一钱，甘草二钱，生姜三钱，大枣（掰开）三枚。

共煎汤一大盅，温服。

［效果］将药连服四剂后，心中已分毫不觉热，脉象亦大见和平，

大便日行一次，遂去方中玄参、沙参，生赭石改用八钱，生怀山药改用六钱，俾多服数剂以善其后。(《医学衷中参西录·脑充血门·脑充血头疼》)

○ 天津铃当阁于氏少妇，头疼过剧，且心下发闷作疼，兼有行经过多证，以建瓴汤（生怀山药一两，怀牛膝一两，生赭石八钱，生龙骨六钱，生牡蛎六钱，生怀地黄六钱，生杭芍四钱，柏子仁四钱。编者注）加减治愈。(《医学衷中参西录·治愈笔记》)

○ 天津一区，李氏妇，年过三旬，得脑充血头疼证。

[病因] 禀性褊急，家务劳心，常起暗火，因得斯证。

[证候] 其头疼或左或右，或左右皆疼，剧时至作呻吟。心中常常发热，时或烦躁，间有眩晕之时，其大便燥结非服通下药不行。其脉左右皆弦硬而长，重诊甚实，经中西医延医二年，毫无功效。

[诊断] 其左脉弦硬而长者，肝胆之火上升也；其右脉弦硬而长者，胃气不降而逆行，又兼冲气上冲也。究之，左右脉皆弦硬，实亦阴分有亏损也。因其脏腑之气化有升无降，则血随气升者过多，遂至充塞于脑部，排挤其脑中之血管而作疼，此《内经》所谓血之与气，并走于上之厥证也。亦即西人所谓脑充血之证也。其大便燥结不行者，因胃气不降，失其传送之职也。其心中发烦躁者，因肝胃之火上升也。其头部间或眩晕者，因脑部充血过甚，有碍于神经也。此宜清其脏腑之热，滋其脏腑之阴，更降其脏腑之气，以引脑部所充之血下行，方能治愈。

[处方] 生赭石（轧细）两半，怀牛膝一两，生怀山药六钱，生怀地黄六钱，天冬六钱，玄参五钱，生杭芍五钱，生龙齿（捣碎）五钱，生石决明（捣碎）五钱，茵陈钱半，甘草钱半。

共煎汤一大盅，温服。

[方解] 赭石能降胃平肝镇安冲气。其下行之力，又善通大便燥结而毫无开破之弊。方中重用两半者，因此证大便燥结过甚，非服药不能通下也。盖大便不通，是以胃气不下降，而肝火之上升冲气之上冲，又

多因胃气不降而增剧。是治此证者，当以通其大便为要务，迨服药至大便自然通顺时，则病愈过半矣。牛膝为治腿疾要药，以其能引气血下行也。而《名医别录》及《千金翼方》皆谓其除脑中痛，盖以其能引气血下行，即可轻减脑中之充血也。愚生平治此等证必此二药并用，而又皆重用之。用玄参、天冬、芍药者，取其既善退热兼能滋阴也。用龙齿、石决明者，以其皆为肝家之药，其性皆能敛戢肝火，镇息肝风，以缓其上升之势也。用山药、甘草者，以二药皆善和胃，能调和金石之药与胃相宜，犹白虎汤用甘草、粳米之义，而山药且善滋阴，甘草亦善缓肝也。用茵陈者，因肝为将军之官，其性刚果，且中寄相火，若但用药平之镇之，恒至起反动之力，茵陈为青蒿之嫩者，禀少阳初生之气（春日发生最早），与肝木同气相求，最能将顺肝木之性，且又善泻肝热，李氏《纲目》谓善治头痛，是不但将顺肝木之性使不至反动，且又为清凉脑部之要药也。诸药汇集为方，久服之自有殊效。

复诊 将药连服二十余剂（其中随时略有加减），头已不疼，惟夜失眠时则仍疼，心中发热、烦躁皆无，亦不复作眩晕，大便届时自行，无须再服通药，脉象较前和平而仍有弦硬之意，此宜注意滋其真阴以除病根。

[**处方**] 生赭石（轧细）一两，怀牛膝八钱，生怀山药八钱，生怀地黄八钱，玄参六钱，大甘枸杞六钱，净萸肉五钱，生杭芍四钱，柏子仁四钱，生麦芽三钱，甘草二钱。

共煎汤一大盅，温服。方中用麦芽者，借以宣通诸药之滞腻也。且麦芽生用原善调和肝气，亦犹前方用茵陈之义也。

[**效果**] 将药又连服二十余剂（亦随时略有加减），病遂痊愈，脉象亦和平如常矣。（《医学衷中参西录·脑充血门·脑充血头疼》）

○ 头疼之证，西人所谓脑气筋病也。然恒可重用赭石治愈。

近在奉天曾治安东何道尹犹女，年二十余岁，每日至巳头疼异常，左边尤甚，过午则愈。先经东人治之，投以麻醉脑筋之品不效。后求为诊视，其左脉浮弦有力者，系少阳之火挟心经之热，乘阳旺之时而上升以冲突脑部也。为疏方，赭石、龙骨、牡蛎、龟甲、萸肉、白芍各六钱，龙胆草二钱，药料皆用生者，煎服一剂，病愈强半，又服两剂痊愈。隔数日，又治警察厅鞠一鸣夫人，头疼亦如前状，仍投以此方两剂痊愈。(《医学衷中参西录·赭石解》)

○ 刘铁珊将军丁卯来津后，其脑中常觉发热，时或眩晕，心中烦躁不宁，脉象弦长有力，左右皆然，知系脑充血证。盖其愤激填胸，焦思积虑者已久，是以有斯证也。为其脑中觉热，俾用绿豆实于囊中作枕，为外治之法。又治以镇肝息风汤（怀牛膝一两，生赭石轧细一两，生龙骨捣碎五钱，生牡蛎捣碎五钱，生龟甲捣碎五钱，生杭芍五钱，玄参五钱，天冬五钱，川楝子捣碎二钱，生麦芽二钱，茵陈二钱，甘草钱半。主治内中风证。编者注），于方中加地黄一两，连服数剂，脑中已不觉热。遂去川楝子，又将生地黄改用六钱。服过旬日，脉象和平，心中亦不烦躁，遂将药停服。(《医学衷中参西录·治内外中风方·镇肝息风汤》)

○ 天津铃铛阁街，于氏所娶新妇，过门旬余，忽然头疼。医者疑其受风，投以发表之剂，其疼陡剧，号呼不止。……延愚为之诊视。其脉弦硬而长，左部尤甚。知其肝胆之火上冲过甚也。遂投以镇肝息风汤（怀牛膝一两，生赭石轧细一两，生龙骨捣碎五钱，生牡蛎捣碎五钱，生龟甲捣碎五钱，生杭芍五钱，玄参五钱，天冬五钱，川楝子捣碎二钱，生麦芽二钱，茵陈二钱，甘草钱半。主治内中风证。编者注），加龙胆草三钱，以泻其肝胆之火。一剂病愈强半，又服两剂，头已不疼，而脉象仍然有力。遂去龙胆草，加生地黄六钱。又服数剂，脉象如常，遂将药停服。(《医学衷中参西录·治内外中风方·镇肝息风汤》)

○ 沧州治一赋闲军官，年过五旬，当军旅纵横之秋，为地方筹办招待所，应酬所过军队，因操劳过度，且心多抑郁，遂觉头疼。医者以为受风，投以表散之药，疼益甚，昼夜在地盘桓，且呻吟不止。诊其脉象弦长，左部尤重按有力，知其亦系肝胆火盛，挟气血而上冲脑部也。服发表药则血愈上奔，故疼加剧也。为疏方大致与前方（怀牛膝一两，生杭芍、生龙骨、生牡蛎、生赭石各六钱，玄参、川楝子各四钱，龙胆草三钱，甘草二钱。编者注）相似，而于服汤药之前，俾先用铁锈一两煎水饮之，须臾即可安卧，不作呻吟，继将汤药服下，竟周身发热，汗出如洗。病家疑药不对证，愚思之，恍悟其故，因谓病家曰：此方与此证诚有龃龉，然所不对者几微之间耳。盖肝为将军之官，中寄相火，骤用药敛之、镇之、泻之，而不能将顺其性，其内郁之热转挟所寄之相火起反动力也。即原方再加药一味，自无斯弊。遂为加茵陈二钱。服后遂不出汗，头疼亦大轻减。又即原方略为加减，连服数剂痊愈。夫茵陈原非止汗之品（后世本草且有谓其能发汗者），而于药中加之，汗即不再出者，诚以茵陈为青蒿之嫩者，采于孟春，得少阳发生之气最早，与肝胆有同气相求之妙，虽其性凉能泻肝胆，而实善调和肝胆不复使起反动力也。（《医学衷中参西录·论脑充血之原因及治法》）

○ 沧州治一建筑工头，其人六十四岁，因包修房屋失利，心甚懊恼，于旬日前即觉头疼，不以为意。一日晨起至工所，忽仆于地，状若昏厥，移时苏醒，左手足遂不能动，且觉头疼甚剧。医者投以清火通络之剂，兼法王勋臣补阳还五汤之义，加生黄芪数钱，服后更觉脑中疼如锥刺难忍须臾。求为诊视，其脉左部弦长，右部洪长，皆重按甚实。询其心中，恒觉发热。其家人谓其素性嗜酒，近因心中懊恼，益以烧酒浇愁，饥时恒以酒代饭。愚曰：此证乃脑充血之剧者，其左脉之弦长，懊恼所生之热也。右脉之洪长，积酒所生之热也。二热相并，挟脏腑气血上冲脑部。脑部中之血管若因其冲激过甚而破裂，其人即昏厥不复醒，今幸昏厥片时苏醒，其脑中血管当不至破裂，或其管中之血隔血管渗出，或其血管少有罅隙，出血少许而复自止。其所出之血着于司知觉之神经，则神昏；着于司运动之神经，则痿废。此证左半身偏枯，当系脑中血管所出之血伤其司左边运动之神经也。医者不知致病之由，竟投以治气虚偏枯之药，而此证此脉岂能受黄芪之升补乎？此所以服药后而头疼益剧也。遂为疏方（怀牛膝一两，生杭芍、生龙骨、生牡蛎、生赭石各六钱，玄参、川楝子各四钱，龙胆草三钱，甘草二钱。编者注）亦约略如前。为其右脉亦洪实，因于方中加生石膏一两，亦用铁锈水煎药。服两剂，头疼痊愈，脉已和平，左手足已能自动。遂改用当归、赭石、生杭芍、玄参、天冬各五钱，生黄芪、乳香、没药各三钱，红花一钱，连服数剂，即扶杖能行矣。方中用红花者，欲以化脑中之瘀血也。为此时脉已和平，头已不疼，可受黄芪之温补，故方中少用三钱，以补助其正气，即借以助归、芍、乳、没以流通血脉，更可调玄参、天冬之寒凉，俾药性凉热适均，而可多服也。（《医学衷中参西录·论脑充血之原因及治法》）

上所录三案，用药大略相同，而皆以牛膝为主药者，诚以牛膝善引上部之血下行，为治脑充血证无上之妙品，此愚屡经试验而知，故敢公诸医界。而用治此证，尤以怀牛膝为最佳。（《医学衷中参西录·论脑充血之原因及治法》）

○治天津河北王姓叟，年过五旬，因头疼、口眼歪斜，求治于西人医院，西人以表测其脉，言其脉搏之力已达百六十度，断为脑充血证，服其药多日无效，继求治于愚。其脉象弦硬而大，知其果系脑部充血，治以建瓴汤（生怀山药一两，怀牛膝一两，生赭石八钱，生龙骨六钱，生牡蛎六钱，生怀地黄六钱，生杭芍四钱，柏子仁四钱。若大便不实者去赭石，加建莲子三钱。若畏凉者，以熟地易生地。编者注），将赭石改用一两，连服十余剂，觉头部清爽，口眼之歪斜亦愈，惟脉象仍未复常。复至西人医院以表测脉，西医谓较前低二十余度，然仍非无病之脉也。后晤面向愚述之，劝其仍须多多服药，必服至脉象平和，方可停服。彼觉病愈，不以介意。后四阅月未尝服药。继因有事出门，劳碌数旬，甫归后又连次竹战，一旦忽眩仆于地而亡。……知用此方以治脑充血者，必服至脉象平和，毫无弦硬之意，而后始可停止也。(《医学衷中参西录·论脑充血证可预防及其证误名中风之由》)

○ 在奉天曾治一高等检察厅科员，年近五旬，因处境不顺，兼办稿件劳碌，渐觉头疼，渐觉头疼，日浸加剧，服药无效，遂入西人医院。治旬日，头疼不减，转添目疼。又越数日，两目生翳，视物不明。来院求为诊治。其脉左部洪长有力，自言脑疼彻目，目疼彻脑，且时觉眩晕，难堪之情莫可名状。脉症合参，知系肝胆之火挟气血上冲脑部，脑中血管因受冲激而膨胀，故作疼；目系连脑，脑中血管膨胀不已，故目疼生翳，且眩晕也。因晓之曰：此脑充血证也。深考此证之原因，脑疼为目疼之根，而肝胆之火挟气血上冲，又为脑疼之根。欲治此证，当清火平肝，引血下行，头疼愈而目疼、生翳及眩晕自不难调治矣。遂为疏方，用怀牛膝一两，生杭芍、生龙骨、生牡蛎、生赭石各六钱，玄参、川楝子各四钱，龙胆草三钱，甘草二钱，磨取铁锈浓水煎药。服一剂，觉头目之疼顿减，眩晕已无。即方略为加减，又服两剂，头疼、目疼痊愈，视物亦较真。其目翳原系外障，须兼外治之法，为制磨翳药水一瓶，日点眼上五六次，徐徐将翳尽消。(《医学衷中参西录·论脑充血之原因及治法》)

○ 在津曾治东门里友人迟华章之令堂，年七旬有四，时觉头目眩晕，脑中作疼，心中烦躁，恒觉发热，两臂觉撑胀不舒，脉象弦硬而大，知系为脑充血之征兆，治以建瓴汤 (生怀山药一两，怀牛膝一两，生赭石八钱，生龙骨六钱，生牡蛎六钱，生怀地黄六钱，生杭芍四钱，柏子仁四钱。若大便不实者去赭石，加建莲子三钱。若畏凉者，以熟地易生地。编者注)。连服数剂，诸病皆愈，惟脉象虽不若从前之大，而仍然弦硬。因苦于吃药，遂停服。后月余，病骤反复。又用建瓴汤加减，连服数剂，诸病又愈。脉象仍未和平，又将药停服。后月余，病又反复，亦仍用建瓴汤加减，

连服三十余剂，脉象和平如常，遂停药勿服，病亦不再反复矣。（《医学衷中参西录·论脑充血证可预防及其证误名中风之由》）

○族嫂年三十余岁，身体甚弱，于季春忽患头疼，右边疼尤剧，以致上下眼睑皆疼，口中时溢涎沫，唾吐满地，经血两月未见，舌苔黏腻，左脉弦硬而浮，右脉沉滑。知系气血两虚，内有蕴热，挟肝胆之火上冲头目，且有热痰阻塞中焦也。为疏方，用尊著药性解赭石下所载治安东何道尹犹女之方加减，生赭石细末六钱，净山萸肉五钱，野台参、生杭芍、生龟甲、当归身各三钱。一剂左边疼顿减，而右边之疼如故。遂用前方加丹皮二钱，赭石改用八钱。服后不但头疼悉愈，且口内涎沫亦无，惟月经仍未见。又改用赭石至一两，加川芎二钱。服下，翌日月事亦通。夫赭石向在药物中为罕用之品，而此方用之以治头疼，以治痰涎阻塞，以治月事不见，皆能随手奏效，实赭石之力居多。然非吾师对于赭石尽力提倡，极口赞扬，燕杰何能用之而左宜右有哉。（《医学衷中参西录·相臣哲嗣毅武来函》）

眩　晕

○邻村李子勋，年五旬，偶相值，求为诊脉，言前月有病服药已愈，近觉身体清爽，未知脉象何如？诊之，其脉尺部无根，寸部摇摇有将脱之势，因其自调病愈，若遽悚以危语，彼必不信，姑以脉象平和答之。遂秘谓其侄曰：令叔之脉甚危险，当服补敛之药，以防元气之暴脱。其侄向彼述之，果不相信。后二日，忽遣人迎愚，言其骤然眩晕不起，求为诊治。既至见其周身颤动，头上汗出，言语错乱，自言心怔忡不能支持，其脉上盛下虚之象较前益甚，急投以净萸肉两半，生龙骨、生牡蛎、野台参、生赭石各五钱，一剂即愈。继将萸肉改用一两，加生山药八钱，连服数剂，脉亦复常。按：此方赭石之分量，宜稍重于台参。（《医学衷中参西录·山萸肉解》）

○ 骆义波，住天津东门里谦益里，年四十九岁，业商，得脑充血兼痰厥证。

[病因] 平素常患头晕，间有疼时，久则精神渐似短少，言语渐形謇涩，一日外出会友，饮食过度，归家因事有拂意，怒动肝火，陡然昏厥。

[证候] 闭目昏昏，呼之不应，喉间痰涎阻塞，气息微通。诊其脉左右皆弦硬而长，重按有力，知其证不但痰厥实素有脑充血病也。

[诊断] 其平素头晕作疼，即脑充血之现症也。其司知觉之神经为脑充血所伤，是以精神短少。其司运动之神经为脑充血所伤，是以言语謇涩。又凡脑充血之人，其脏腑之气多上逆，胃气逆则饮食停积不能下行，肝气逆则痰火相并易于上干，此所以因饱食动怒而陡成痰厥也。此其危险即在目前，取药无及当先以手术治之。

[手术] 治痰厥之手术，当以手指点其天突穴处（详见"治痰点天突穴法"），……如此近八分钟许，即咳嗽呕吐。约吐出痰涎饮食三碗许，豁然顿醒，自言心中发热，头目胀疼，此当继治其脑部充血以求痊愈。拟用建瓴汤方[生怀山药一两，怀牛膝一两，生赭石八钱，生龙骨六钱，生牡蛎六钱，生怀地黄六钱，生杭芍四钱，柏子仁四钱。若大便不实者去赭石，加建莲子（去心）三钱。若畏凉者，以熟地易生地。编者注]治之，因病脉之所宜而略为加减。

[处方] 生赭石（轧细）一两，怀牛膝一两，生怀地黄一两，天花粉六钱，生杭芍六钱，生龙骨（捣碎）五钱，生牡蛎（捣碎）五钱，生麦芽三钱，茵陈钱半，甘草钱半。

磨取生铁锈浓水，以之煎药，煎汤一盅，温服下。

复诊 将药服三剂，心中已不发热，头疼目胀皆愈，惟步履之时觉头重足轻，脚底如踏棉絮。其脉象较前和缓似有上盛下虚之象，爰即原方略为加减，再添滋补之品。

[处方] 生赭石（轧细）一两，怀牛膝一两，生怀地黄一两，大甘

枸杞八钱，生杭芍六钱，净萸肉六钱，生龙骨（捣碎）五钱，生牡蛎（捣碎）五钱，柏子仁（炒捣）五钱，茵陈钱半，甘草钱半。

磨取生铁锈浓水以之煎药，煎汤一大盅，温服。

[效果] 将药连服五剂，病遂脱然痊愈。将赭石、牛膝、地黄皆改用八钱，俾多服数剂以善其后。(《医学衷中参西录·脑充血门·脑充血兼痰厥》)

〇掖县任维周夫人，年五旬，得胃气不降证。因维周在津经商，遂来津求为诊治。

[原因] 举家人口众多，因其夫在外，家务皆自操劳，恒动肝火，遂得此证。

[证候] 食后停滞胃中，艰于下行，且时觉有气挟火上冲，口苦舌胀，目眩耳鸣，恒有呃欲呕逆或恶心，胸膈烦闷，大便六七日始行一次，或至服通利药始通，小便亦不顺利。其脉左部弦硬，右部弦硬而长，一息搏近五至，受病四年，屡次服药无效。

[诊断] 此肝火与肝气相并，冲激胃腑，致胃腑之气不能息息下行传送饮食。久之，胃气不但不能下行，且更转而上逆，是以有种种诸病也。宜治以降胃理冲之品，而以滋阴清火之药辅之。

[处方] 生赭石（轧细）两半，生怀山药一两，生杭芍六钱，玄参六钱，生麦芽三钱，茵陈二钱，生鸡内金（黄色的捣）二钱，甘草钱半。

共煎汤一大盅，温服。

[效果] 每日服药一剂，三日后大便日行一次，小便亦顺利。上焦诸病亦皆轻减，再诊其脉，颇见柔和。遂将赭石减去五钱，又加柏子仁五钱，连服数剂，霍然痊愈。(《医学衷中参西录·气病门·胃气不降》)

〇治邻村韩姓媪，年六旬。于外感病愈后，忽然胸膈连心下突胀，腹脐塌陷，头晕项强，妄言妄见，状若疯狂，其脉两尺不见，关前摇摇无根，数至六至，此下焦虚惫，冲气不摄，挟肝胆浮热上干脑部乱其神明也。遂用赭石、龙骨、牡蛎、山药、地黄（皆用生者）各一两，野台参、净萸肉各八钱，煎服一剂而愈。又少为加减再服一剂以善其后。（《医学衷中参西录·赭石解》）

中风

○曾治奉天大北关开醋房者杜正卿，忽然头目眩晕，口眼歪斜，舌强直不能发言，脉象弦长有力，左右皆然，视其舌苔白厚微黄，且大便数日不行，知其证兼内外中风也。俾先用阿斯匹林瓦半，白糖水送下以发其汗，再用赭石、生龙骨、生牡蛎、蒌仁各一两，生石膏两半，菊花、连翘各二钱，煎汤，趁其正出汗时服之，一剂病愈强半，大便亦通。又按其方加减，连服数剂痊愈。（《医学衷中参西录·赭石解》）

○湖北天门崔兰亭君来函：张港杨新茂粮行主任患脑充血证，忽然仆地，上气喘急，身如角弓，两目直视。全家惶恐，众医束手，殓服已备，迎为诊治。遵先生五期建瓴汤（生怀山药一两，怀牛膝一两，生赭石八钱，生龙骨六钱，生牡蛎六钱，生怀地黄六钱，生杭芍四钱，柏子仁四钱。编者注）原方治之，一剂病愈强半，后略有加减，服数剂，脱然痊愈。

按：此镇肝息风汤（怀牛膝一两，生赭石轧细一两，生龙骨捣碎五钱，生牡蛎捣碎五钱，生龟甲捣碎五钱，生杭芍五钱，玄参五钱，天冬五钱，川楝子捣碎二钱，生麦芽二钱，茵陈二钱，甘草钱半。主治内中风证。编者注），实由五期中建瓴汤加减而成。故附录其来函于此，俾医界同人，知此二方，任用其一，皆可治脑充血证也。

或问：中风无论内外，其肢体恒多痿废，即其经络必多闭塞，而方中重用龙骨、牡蛎，独不虞其收涩之性，益致经络闭塞乎？答曰：妙药皆令人不易测，若但以收涩视龙骨、牡蛎，是未深知龙骨、牡蛎者也。《神农本经》谓龙骨能消癥瘕，其能通血脉、助经络之流通可知。后世本草谓牡蛎能开关节老痰，其能利肢体之运动可知。是以《金匮》风引汤，原治热瘫痫，而方中龙骨、牡蛎并用也。曾治一叟，年近六旬，忽得痿废证，两手脉皆弦硬，心中骚扰不安，夜不能寐。每于方中重用龙骨、牡蛎，再加降胃之药，脉始柔和，诸病皆减。二十剂外，渐能步履。审斯则龙骨、牡蛎之功用，可限量哉（本案为他人所治，编者注）。（《医学衷中参西录·治内外中风方·镇肝息风汤》）

○ 孙聘卿，住天津东门里季家大院，年四十六岁，得脑充血证遂至偏枯。

[病因] 禀性褊急，又兼处境不顺，恒触动肝火致得斯证。

[证候] 未病之先恒觉头疼，时常眩晕。一日又遇事有拂意，遂忽然昏倒，移时醒后，左手足皆不能动，并其半身皆麻木，言语謇涩。延医服药十个月，手略能动，其五指则握而不伸，足可任地而不能行步，言语仍然謇涩，又服药数月病仍如故。诊其脉左右皆弦硬，右部似尤甚，知虽服药年余，脑充血之病犹未除也。问其心中发热乎？脑中有时觉疼乎？答曰：心中有时觉有热上冲胃口，其热再上升则脑中可作疼，然不若病初得时脑疼之剧也。问其大便两三日一行，症脉相参，其脑中犹病充血无疑。

[诊断] 按此证初得，不但脑充血实兼脑溢血也。其溢出之血，着于左边司运动之神经，则右半身痿废，着于右边司运动之神经，则左半身痿废，此乃交叉神经以互司其身之左右也。想其得病之初，脉象之弦硬，此时尤剧，是以头疼眩晕由充血之极而至于溢血，因溢血而至于残废也。即现时之症脉详参，其脑中溢血之病想早就愈，而脑充血之病根确未除也。宜注意治其脑充血，而以通活经络之药辅之。

[处方] 生怀山药一两，生怀地黄一两，生赭石（研细）八钱，怀牛膝八钱，生杭芍六钱，柏子仁（炒捣）四钱，白术（炒）三钱，滴乳香三钱，明没药三钱，土鳖虫（捣）四大个，生鸡内金（黄色的捣）钱半，茵陈一钱。

共煎汤一大盅，温服。

复诊 将药连服七剂，脑中已不作疼，心中间有微热之时，其左半身自觉肌肉松活，不若从前之麻木，言语之謇涩稍愈，大便较前通顺，脉之弦硬已愈十之七八，拟再注意治其左手足之痿废。

[处方] 生箭芪五钱，天花粉八钱，生赭石（轧细）六钱，怀牛膝五钱，滴乳香四钱，明没药四钱，当归三钱，丝瓜络三钱，土鳖虫（捣）四大个，地龙（去土）二钱。

共煎汤一大盅，温服。

三诊 将药连服三十余剂（随时略有加喊），其左手之不伸者已能伸，左足之不能迈步者今已举足能行矣。病患问从此再多多服药可能复原否？答曰：此病若初得即治，服药四十余剂即能脱然，今已迟延年余，虽服数百剂亦不能保痊愈，因关节经络之间瘀滞已久也。然再多服数十剂，仍可见愈，遂即原方略为加减，再设法以眴动其神经补助其神经当更有效。

[处方] 生箭芪六钱，天花粉八钱，生赭石（轧细）六钱，怀牛膝五钱，滴乳香四钱，明没药四钱，当归三钱，土鳖虫（捣）四大个，地龙（去土）二钱，真鹿角胶（轧细）二钱，广三七（轧细）二钱，制马钱子末三分。

药共十二味，先将前九味共煎汤一大盅，送服后三味各一半，至煎渣再服时，仍送服其余一半。

[方解] 方中用鹿角胶者，因其可为左半身引经，且其角为督脉所生，是以其性善补益脑髓以滋养脑髓神经也。用三七者，关节经络间积久之瘀滞，三七能融化之也。用制马钱子者，以其能眴动神经使灵活也。

[效果] 将药又连服三十余剂，手足之举动皆较前便利，言语之謇涩亦大见愈，可勉强出门做事矣。遂俾停服汤药，日用生怀山药细末煮作茶汤，调以白糖令适口，送服黄色生鸡内金细末三分许。当点心用

之，以善其后。此欲用山药以补益气血，少加鸡内金以化瘀滞也。

[**说明**] 按脑充血证，最忌用黄芪，因黄芪之性补而兼升，气升则血必随之上升，致脑中之血充而益充，排挤脑中血管可致溢血，甚或致破裂而出血，不可救药者多矣。至将其脑充血之病治愈，而肢体之痿废仍不愈者，皆因其经络瘀塞血脉不能流通也。此时欲化其瘀塞，通其血脉，正不妨以黄芪辅之，特是其脑中素有充血之病，终嫌黄芪升补之性能助血上升，故方中仍加生赭石、牛膝，以防血之上升，即所以监制黄芪也。又虑黄芪性温，温而且补即能生热，故又重用花粉以调剂之也。
（《医学衷中参西录·脑充血门·脑充血兼偏枯》）

○ 天津南马路南东兴大街永和牲木厂经理贺化南，得脑充血证，左手足骤然痿废，其脉左右皆弦硬而长，其脑中疼而且热，心中异常烦躁。投以建瓴汤 [生怀山药一两，怀牛膝一两，生赭石八钱，生龙骨六钱，生牡蛎六钱，生怀地黄六钱，生杭芍四钱，柏子仁四钱。若大便不实者去赭石，加建莲子（去心）三钱。若畏凉者，以熟地易生地。编者注]，为其脑中疼而且热，更兼烦躁异常，加天花粉八钱。连服三剂后，觉左半身筋骨作疼，盖其左半身从前麻木无知觉，至此时始有知觉也。其脉之弦硬亦稍愈。遂即原方略为加减，又服数剂，脉象已近和平，手足稍能运动，从前起卧转身皆需人，此时则无需人矣。于斯改用起痿汤，服数剂，手足之运动渐有力，而脉象之弦硬又似稍增，且脑中之疼与热从前服药已愈，至此似又微觉疼热，是不受黄芪之升补也。因即原方将黄芪减去，又服数剂，其左手能持物，左足能任地矣，头中亦分毫不觉疼热。再诊其脉已和平如常，遂又加黄芪，将方中花粉改用八钱，又加天冬八钱，连服六剂可扶杖徐步，仍觉乏力。继又为拟养脑利肢汤，服数剂后，心中又似微热，因将花粉改用八钱，又加带心寸麦冬七钱，连服十剂痊愈。

按：此证之原因不但脑部充血，实又因脑部充血之极而至于溢血。迫至充血溢血治愈，而痿废仍不愈者，因从前溢出之血留滞脑中未化，而周身经络兼有闭塞处也。是以方中多用通气化血之品。又恐久服此等药或致气血有损，故又少加参、芪助之，且更用玄参、花粉诸药以解参、芪之热，赭石、牛膝诸药以防参、芪之升，可谓熟筹完全矣。然服后犹有觉热之时，其脉象仍有稍变弦硬之时，于斯或减参、芪，或多加凉药，精心酌斟，息息与病机相赴，是以终能治愈也。至于二方中药品平均之实偏于凉，而服之犹觉热者，诚以参、芪之性可因补而生热，兼以此证之由来，又原因脏腑之热挟气血上冲也。(《医学衷中参西录·论肢体痿废之原因及治法》)

○ 又尝治一媪，年过七旬，陡然左半身痿废。其左脉弦硬而大，有外越欲散之势(按：西法左半痿废，当右脉有力，然间有脉有力与痿废皆在一边者)。投以镇肝息风汤(怀牛膝一两，生赭石轧细一两，生龙骨捣碎五钱，生牡蛎捣碎五钱，生龟甲捣碎五钱，生杭芍五钱，玄参五钱，天冬五钱，川楝子捣碎二钱，生麦芽二钱，茵陈二钱，甘草钱半。主治内中风证。编者注)，又加净萸肉一两，一剂而愈。夫年过七旬，痿废鲜有愈者。而山萸肉味酸性温，禀木气最厚。夫木主疏通，《神农本草经》谓其能逐寒湿痹，后世本草，谓其能通利九窍。在此方中，而其酸收之性，又能协同龙骨、牡蛎，以敛戢肝火肝气，使不上冲脑部，则神经无所扰害，自不失其司运动之机能，故痿废易愈也。且此证，又当日得之即治，其转移之机关，尤易为力也。统观此二案，可无疑于方中之用龙骨、牡蛎矣(本案为他人所治，编者注)。(《医学衷中参西录·治内外中风方·镇肝息风汤》)

○ 又尝治直隶商品陈列所长王仰泉，其口眼略有歪斜，左半身微有不利，时作头疼，间或眩晕，其脉象洪实，右部尤甚，知其系脑部充血。问其心中，时觉发热。治以建瓴汤[生怀山药一两，怀牛膝一两，生赭石八钱，生龙骨六钱，生牡蛎六钱，生怀地黄六钱，生杭芍四钱，柏子仁四钱。若大便不实者去赭石，加建莲子(去心)三钱。若畏凉者，以熟地易生地。编者注]，连服二十余剂痊愈。王君愈后甚喜，而转念忽有所悲，因告愚曰：吾舍弟从前亦患此证，医者投以参、芪之剂，竟至不起。向以为病本不治，非用药有所错误，今观先生所用之方，乃知前方固大谬也。统观两案及王君之言，则治偏枯者不可轻用补阳还五汤，不愈昭然哉！而当时之遇此证者，又或以为中风而以羌活、防风诸药发之，亦能助其血益上行，其弊与误用参、芪者同也。盖此证虽有因兼受外感而得者，然必其外感之热传入阳明，而后激动病根而猝发，是以虽挟有外感，亦不可投以发表之药也。(《医学衷中参西录·论治偏枯者不可轻用王勋臣补阳还五汤》)

颤　证

○ 又族侄妇，年二十余，素性谨言，情志抑郁。因气分不舒，致四肢痉挛颤动，呼吸短促，胸中胀闷，约一昼夜。先延针科医治，云是鸡爪风，为刺囟门及十指尖，稍愈，旋即复作如故。其脉左部弦细，右部似有似无，一分钟数至百至。其两肩抬动，气逆作喘。询知其素不健壮，廉于饮食。盖肝属木而主筋，肝郁不舒则筋挛，肝郁恒侮其所胜，故脾土受伤而食少。遂为开《衷中参西录》培脾舒肝汤（於术三钱，生黄芪三钱，陈皮二钱，川厚朴二钱，桂枝尖钱半，柴胡钱半，生麦冬二钱，生杭芍四钱，生姜二钱。主治因肝气不舒，木郁克土，致脾胃之气不能升降，胸中满闷，常常短气。编者注）。为有逆气上干，又加生赭石细末五钱。嘱服二剂，痉挛即愈，气息亦平。遂去赭石，照原方又服数剂，以善其后。(《医学衷中参西录·相臣哲嗣毅武来函》)

水　肿

○ 常德医药研究会撰述员张右长君来商云：迩年捧读大著，手未释卷，受益于吾师者良多。近治一肿病，其人由慈利来常，意专到广德西医院就诊。西医作水肿治之，两旬无效。继来生处求诊。遵吾师诊断法，见其回血管现紫色，且现有紫色鸡爪纹，知系血臌，即用吾师治血臟之法治之，二十五日痊愈。全市愕然，广德西医院闻之亦甚讶异。此外如重用山萸肉、生赭石、生石膏、生龙骨、牡蛎、生乳香、没药治愈之病，不胜计。而其中又以重用石膏治愈之险证尤伙。有一剂而用至五六两者，有治愈一病而用至斤余者。编有《适园医案偶存》，后当呈师指正。此三处来函皆来自南方，石膏之性于南之患寒温者，有何不宜哉（本案为他人所治，编者注）。（《医学衷中参西录·石膏治病无分南北论》）

132

血 证

○ 冯松庆，年三十二岁，原籍浙江，在津充北宁铁路稽查，得吐血证久不愈。

[病因] 处境多有拂意，继因办公劳心劳力过度，遂得此证。

[证候] 吐血已逾二年，治愈，屡次反复。病将发时，觉胃中气化不通，满闷发热，大便滞塞，旋即吐血，兼咳嗽多吐痰涎。其脉左部弦长，右部长而兼硬，一息五至。

[诊断] 此证当系肝火挟冲胃之气上冲，血亦随之上逆，又兼失血久而阴分亏也。为其肝火炽盛，是以左脉弦长；为其肝火挟冲胃之气上冲，是以右脉长而兼硬；为其失血久而真阴亏损，是以其脉既弦硬（弦硬即有阴亏之象）而又兼数也。此宜治以泻肝降胃之剂，而以大滋真阴之药佐之。

[处方] 生赭石（轧细）一两，玄参八钱，大生地八钱，生怀山药六钱，瓜蒌仁（炒捣）六钱，生杭芍四钱，龙胆草三钱，川贝母三钱，甘草钱半，广三七（细末）二钱。

药共十味，先将前九味煎汤一大盅，送服三七细末一半，至煎渣重服时，再送服其余一半。

[效果] 每日煎服一剂，初服后血即不吐，服至三剂咳嗽亦愈，大便顺利。再诊其脉，左右皆有和柔之象，问其心中闷热全无。遂去蒌

仁、龙胆草，生山药改用一两，俾多服数剂，吐血之病可从此永远除根矣。（《医学衷中参西录·血病门·吐血证》）

○奉天警务处长王连波夫人，年三十许，咳嗽痰中带血，剧时更大口吐血，常觉心中发热，其脉一分钟九十至，按之不实。投以滋阴宁嗽降火之药不效。因思此证若用药专止其嗽，嗽愈其吐血亦当愈。遂用川贝两许，煎取清汤四茶杯，调入生山药细末一两，煮作稀粥。俾于一日之间连进二剂，其嗽顿止，血遂不吐。数日后，证又反复。自言夜间睡时常作恼怒之梦，怒极或梦中哭泣，醒后必然吐血。据所云云，其肝气必然郁遏，遂改用舒肝泻肝之品，而以养肝镇肝之药辅之，数剂病稍轻减。而扰间作恼怒之梦，梦后仍复吐血。再四踌躇，恍悟平肝之药以肉桂为最要，因肝属木，木得桂则枯也，而单用之则失于热。降胃止血之药以大黄为最要，胃气不上逆，血即不逆行也，而单用之又失于寒。若二药并用，则寒热相济，性归和平，降胃平肝，兼顾无遗。况俗传原有用此二药为散治吐衄者，用于此证当有捷效。若再以重坠之药辅之，则力专下行，其效当更捷也。遂用大黄、肉桂细末各一钱和匀，更用生赭石细末六钱，煎汤送下，吐血顿愈，恼怒之梦亦无矣。即此观之，肉桂真善于平肝哉。（《医学衷中参西录·肉桂解》）

○继有表弟张印权出外新归，言患吐血证，初则旬日或浃辰吐血数口，浸至每日必吐，屡治无效。其脉近和平，微有芤象。亦治以此方，三剂痊愈。后将此方传于同邑医友赵景山、张康亭，皆以之治愈咳血、吐血之久不愈者。后又将其方煎汤送服三七细末二钱，则奏效尤捷。因名其方为补络补管汤（生龙骨一两，生牡蛎一两，山茱萸一两，三七二钱。主治咳血吐血，久不愈者。编者注），登于第三期吐衄门中。盖咳血者，多因肺中络破；吐血者，多因胃中血管破，其破裂之处，若久不愈，咳血、吐血之证亦必不愈。龙骨、牡蛎、萸肉皆善敛补其破裂之处，三七又善化瘀生新，使其破裂之处速愈，是以愈后不再反复也。若服药后血

第三章 医案

133

仍不止者，可加生赭石细末五六钱，同煎服。（《医学衷中参西录·论吐血衄血之原因及治法》）

〇 济南金姓少年，寓居奉天，其人身体强壮，骤得吐血证，其脉左右皆有力。遂变通上用之方，用生赭石细末六钱，与大黄、肉桂细末各一钱和匀，开水送服，其病立愈。后因用此方屡次见效，遂将此方登于三期《衷中参西录》，名之为秘红丹。至身形不甚壮实者，仍如前方服为妥。（《医学衷中参西录·论吐血衄血之原因及治法》）

〇 近在沈阳医学研究社，与同人论吐血、衄血之证，间有因寒者，宜治以干姜。

社友李子林谓从前小东关有老医徐敬亭者，曾用理中汤治愈历久不愈之吐血证，是吐血证诚有因胃寒者之明征也。然徐君但知用理中汤以暖胃补胃，而不知用赭石、半夏佐之，以降胃气，是处方犹未尽善也。特是药房制药多不如法，虽清半夏中亦有矾，以治血证吐证，必须将矾味用微温之水淘净，然淘时必于方中原定之方量外加多数钱淘之，以补其淘去矾味所减之分量及所减之药力。（《医学衷中参西录·干姜解》）

〇 门人高如璧实验一方：赭石、滑石等份研细，热时新汲井泉水送服，冷时开水送服，一两或至二两，治吐衄之因热者甚效。如璧又在保阳，治一吐血证甚剧者，诸药皆不效。诊其脉浮而洪，至数微数，重按不实。初投以拙拟保元寒降汤，稍见效，旋又反复。如璧遂放胆投以赭石二两、台参六钱、生杭芍一两，一剂而愈（本案为他人所治，编者注）。（《医学衷中参西录·治吐衄方·寒降汤》）

〇 孟夏二十三日，赤日晴天，铄人脏腑。有大平圩陶国荣者，因业商，斯日出外买粮，午后忽于路中患吐血，迨抵家尚呕不止。凌晨来院求治。诊其脉象洪滑，重按甚实，知其为热所迫而胃气不降也。因夫子尝推《金匮》泻心汤为治吐衄良方，遂俾用其方煎汤，送服黑山栀细末二钱。服后病稍愈而血仍不止，诊其脉仍然有力。遂为开夫子所拟寒降汤（生赭石六钱，清半夏三钱，蒌仁四钱，生杭芍四钱，竹茹三钱，牛蒡子三钱，粉甘草钱半。主治吐血、衄血。编者注），加广三七细末三钱，俾将寒降汤煎一大盅，分两次将三七细末送服，果一剂而愈。

由此知夫子对于医药新旧智识，可谓左右逢源。凡我同道研究古圣经方者，岂可不参观时贤验方哉（本案为他人所治，编者注）！（《医学衷中参西录·吴宏鼎来函》）

○ 回忆毕业中学时，劳心过度，致患吐血，虽家祖世医，终难疗治。遍求名医诊治，亦时止时吐。及肆业大学时，吐血更甚，医者多劝辍学静养，方可望痊。乃为性命计，遂强抑壮志，辍学家居，服药静养，病仍如旧。计无所施，自取数世所藏医书遍阅之，又汗牛充栋，渺茫无涯，况玉石混杂，瑜瑕莫辨，徒增望洋之叹也。幸今秋自周小农处购得《衷中参西录》三期，阅至吐衄门补络补管汤（生龙骨一两，生牡蛎一两，山茱萸一两，三七二钱。主治咳血吐血，久不愈者。编者注），知为治仆病的方。抄出以呈家祖父，命将药剂减半煎服，颇见效验。遂放胆照原方，兼取寒降汤（生赭石六钱，清半夏三钱，蒌仁四钱，生杭芍四钱，竹茹三钱，牛蒡子三钱，粉甘草钱半。主治吐血、衄血。编者注）之义加赭石六钱，连服三剂痊愈。从前半月之间，必然反复，今已月余安然无恙，自觉身体渐强，精神倍加。不禁欣喜若狂而言曰：苦海浮沉，六度春秋。自顾残躯，灵丹莫救，孰意得此妙方，沉疴顿消。从此前途余生，皆先生之所赐也。惜关山远隔，难报洪恩，惟深印脑海，神明常照而已。仆今奉尊著若圭臬，日夜披读，始知我崇风气畏石膏如猛虎而煅用，纵用生者不过二三钱；乳、没、龙、牡等药，煅用亦不过钱，即用之对证，亦何能愈病（本案为他人所治，编者注）。（《医学衷中参西录·蔡维望来函》）

○ 孙星桥，天津南开义聚成铁工厂理事，年二十八岁，得吐血兼咳嗽证。

　　[**病因**] 因天津南小站分有支厂，彼在其中经理，因有官活若干，工人短少，恐误日期，心中着急起火，遂致吐血咳嗽。

　　[**证候**] 其吐血之始，至今已二年矣。经医治愈，屡次反复，少有操劳，心中发热即复吐血。又频作咳嗽，嗽时吐痰亦恒带血。肋下恒作刺疼，嗽时其疼益甚，口中发干，身中亦间有灼热，大便干燥。其脉左部弦硬，右部弦长，皆重按不实，一息搏近五至。

　　[**诊断**] 此证左脉弦硬者，阴分亏损而肝胆有热也。右部弦长者，因冲气上冲并致胃气上逆也。为其冲胃气逆，是以胃壁血管破裂以至于吐血、咳血也。其脉重按不实者，血亏而气亦亏也。至于口无津液，身或灼热，大便干燥，无非血少阴亏之现象。拟治以清肝降胃、滋阴化瘀之剂。

　　[**处方**] 生赭石（轧细）八钱，生怀地黄一两，生怀山药一两，生杭芍六钱，玄参五钱，川楝子（捣碎）四钱，生麦芽三钱，川贝母三钱，甘草钱半，广三七（细末）二钱。

　　药共十味，将前九味煎汤一大盅，送服三七末一半，至煎渣重服时，再送服其余一半。

　　[**方解**] 愚治吐血，凡重用生地黄，必用三七辅之，因生地黄最善凉血，以治血热妄行，犹恐妄行之血因凉而凝，瘀塞于经络中也。三七善化瘀血，与生地黄并用，血止后自无他虞。且此证肋下作疼，原有瘀血，则三七尤在所必需也。

　　复诊　将药连服三剂，吐血痊愈，咳嗽吐痰亦不见血，肋疼亦愈强半，灼热已无，惟口中仍发干，脉仍有弦象。知其真阴犹亏也，拟再治以滋补真阴之剂。

　　[**处方**] 生怀山药一两，生怀地黄六钱，大甘枸杞六钱，生杭芍四钱，玄参四钱，生赭石（轧细）四钱，生麦芽二钱，甘草二钱，广三七（细末）二钱。服法如前。

　　[**效果**] 将药连服五剂，病痊愈，脉亦复常，遂去三七，以熟地

黄易生地黄，俾多服数剂以善其后。(《医学衷中参西录·血病门·吐血兼咳嗽》)

○ 堂侄女住姑，适邻村王氏，于乙酉仲春，得吐血证，时年三十岁。

[病因] 因家务自理，劳心过度，且禀赋素弱，当此春阳发动之时，遂病吐血。

[证候] 先则咳嗽痰中带血，继则大口吐血，其吐时觉心中有热上冲，一日夜吐两三次，剧时可吐半碗。两日之后，觉精神气力皆不能支持，遂急迎愚诊治。自言心中摇摇似将上脱，两颧发红，面上发热，其脉左部浮而动，右部浮而濡，两尺无根，数逾五至。

[诊断] 此肝肾虚极，阴分、阳分不相维系，而有危在顷刻之势。遂急为出方取药以防虚脱。

[处方] 生怀山药一两，生怀地黄一两，熟怀地黄一两，净萸肉一两，生赭石（轧细）一两。

急火煎药取汤两盅，分两次温服下。

[效果] 将药甫煎成未服，又吐血一次，吐后忽停息闭目，惝然罔觉。诊其脉跳动仍旧，知能苏醒，约四分钟呼吸始续，两次将药服下，其血从此不吐。俾即原方再服一剂，至第三剂即原方加潞党参三钱、天冬四钱，连服数剂，身形亦渐复原。

继用生怀山药为细面，每用八钱煮作茶汤，少调以白糖，送服生赭石细末五分，作点心用之，以善其后。(《医学衷中参西录·血病门·咳血兼吐血证》)

○ 吐血过多者，古方恒治以独参汤，谓血脱者先益其气也。然吐血以后，多虚热上升，投以独参汤恐转助其虚热，致血证仍然反复。愚遇此等证，亦恒用人参而以镇坠凉润之药辅之。

曾治邻村曾氏叟，年六十四岁，素有痨疾。因痨嗽过甚，呕血数碗。其脉摇摇无根，或一动一止，或两三动一止。此气血亏极，将脱之候也。诊脉时，见其所咳吐者，痰血相杂。询其从前呕吐之时，先觉心中发热。为疏方，用野台参三钱，生山药一两，生赭石细末八钱，知母六钱，生杭芍、牛蒡子各四钱，三七细末二钱（药汁送服，方载三期三卷，名保元寒降汤），煎服一剂而血止，又服数剂脉亦调匀。（《医学衷中参西录·人参解》）

○ 盐山西门里范文焕，年五十余，素有肺痨，发时咳嗽连连，微兼喘促。仲夏末旬，喘发甚剧，咳嗽昼夜不止，且呕血甚多。延医服药十余日，咳嗽呕血，似更加剧，愈莫能支。适愚自沧回籍，求为诊治，其脉象洪而微数，右部又实而有力，视其舌苔白厚欲黄，问其心中甚热，大便二三日一行，诊毕，断曰：此温病之热，盘踞阳明之腑，逼迫胃气上逆，因并肺气上逆，所以咳喘连连，且屡次呕血也。治病宜清其源，若将温病之热治愈，则咳喘、呕血不治自愈矣。其家人谓：从前原不觉有外感，即屡次延医服药，亦未尝言有外感，何以先生独谓系温病乎？答曰：此病脉象洪实，舌苔之白厚欲黄，及心中之发热，皆为温病之显征。其初不觉有外感者，因此乃伏气化热而为温病。其受病之原因，在冬令被寒，伏于三焦脂膜之中，因春令阳盛化热而发动，窜入各脏腑为温病。亦有迟至夏秋而发者，其证不必有新受之外感，亦间有薄受外感不觉，而伏气即因之发动者，《内经》所谓"冬伤于寒，春必病温"者此也。病家闻言悟会，遂为疏方：生地二两，生石膏一两，知母八钱，甘草一钱，广犀角（另煎兑服）三钱，三七末（用水送服）二钱。

煎汤两茶盅，分三次温饮下，一剂而诸病皆愈。又改用玄参、贝母、知母、花粉、甘草、白芍诸药，煎汤服。另用水送服三七末钱许，服两剂后，俾用生山药末煮粥，少加白糖，每次送服赭石细末钱许，以治其从前之肺痨。若觉热时，则用鲜白茅根四五两，切碎煮两三沸，当茶饮之。如此调养月余，肺痨亦大见愈。

按：吐血之证，原忌骤用凉药，恐其离经之血得凉而凝，变为血痹虚劳也。而此证因有温病之壮热，不得不用凉药以清之，而有三七之善化瘀血者以辅之，所以服之而有益无弊也。(《医学衷中参西录·临证随笔》)

○一人，年十八，偶得吐血证，初不甚剧。因医者误治，遂大吐不止。诊其脉如水上浮麻，莫辨至数，此虚弱之极候也。若不用药立止其血，危可翘足而待。遂投以此汤（寒降汤：生赭石六钱，清半夏三钱，蒌仁四钱，生杭芍四钱，竹茹三钱，牛蒡子三钱，粉甘草钱半。主治吐血、衄血。编者注），去竹茹，加生山药一两，赭石改用八钱，一剂血止。再诊其脉，左右皆无，重按亦不见。愚不禁骇然，询之心中亦颇安稳，惟觉酸懒无力。

○忽忆吕沧洲曾治一发斑证，亦六脉皆无。沧洲谓：脉者，血之波澜，今因发斑伤血，血伤不能复作波澜，是以不见，斑消则脉出矣。遂用白虎加人参汤，化其斑毒，脉果出（详案在第七卷青盂汤下）。今此证大吐亡血，较之发斑伤血尤甚，脉之重按不见，或亦血分虚极，不能作波澜欤？其吐之时，脉如水上浮麻者，或因气逆火盛，强迫其脉外现欤？不然闻其诊毕还里（相距十里），途中复连连呕吐，岂因路间失血过多欤？踌躇久之，乃放胆投以大剂六味地黄汤，减茯苓、泽泻三分之二，又加人参、赭石各数钱，一剂脉出。又服平补之药二十余剂，始复初。(《医学衷中参西录·治吐衄方·寒降汤》)

○以清降汤［生山药一两，清半夏三钱，净萸肉五钱，生赭石六钱，牛蒡子（炒捣）二钱，生杭芍四钱，甘草钱半。主治吐衄不止。编者注］加三七，治愈吐血甚重者一人（本案为他人所治，编者注）。

以重用赭石及既济汤（熟地一两，萸肉一两，生山药六钱，生龙骨六钱，生牡蛎六钱，茯苓三钱，生杭芍三钱，附子一钱。主治大病后阴阳不相维系。编者注）加三七治愈大口吐血濒危者一人（本案为他人所治，编者注）。(《医学衷

○ 邑有吐血久不愈者。有老医于平津先生，重用赤石脂二两，与诸止血药治之，一剂而愈。后其哲嗣锦堂向愚述其事，因诘之曰：重用赤石脂之义何居？锦堂曰：凡吐血多因虚火上升，然人心中之火，亦犹炉中之火，其下愈空虚，而火上升之力愈大，重用赤石脂，以填补下焦，虚火自不上升矣。愚曰：兄之论固佳，然犹有剩义。赤石脂重坠之力，近于赭石，故能降冲胃之逆，其黏涩之力，近于龙骨、牡蛎，故能补血管之破。兼此二义，重用石脂之奥妙，始能尽悉。是以愚遇由外伤内，若跌碰致吐血久不愈者，料其胃中血管必有伤损，恒将补络补管汤去萸肉，变汤剂为散剂，分数次服下，则龙骨、牡蛎不但有黏涩之力，且较煎汤服者，更有重坠之力，而吐血亦即速愈也。锦堂闻之欣然曰：先严用此方时，我年尚幼，未知详问，今闻兄言觉我多矣（本案为他人所治，编者注）。(《医学衷中参西录·治吐衄方·补络补管汤》)

○ 友人毛仙阁曾治一少年吐血证。其人向经医者治愈，旋又反复。仙阁诊其脉弦而有力，知其为冲胃之气上逆也。遂于治吐血方中，重用半夏、赭石以降逆，白芍、牡蛎（不煅）以敛冲泻热，又加人参以补其中气，使中气健旺以斡旋诸药成功。

有从前为治愈之医者在座，颇疑半夏不可用，仙阁力主服之。一剂血止，再剂脉亦和平，医者讶为异事。仙阁晓知曰：此证乃下元虚损，冲气因虚上逆，并迫胃气亦上逆，脉似有力而非真有力，李士材《四字脉诀》所谓"直上直下，冲脉昭昭"者，即此谓也。若误认此脉为实热，而恣用苦寒之药凉其血分，血分因凉而凝，亦可止而不吐，而异日瘀血为恙，竟成痨瘵者多矣。今方中用赭石、半夏以镇冲气，使之安其故宅，而即用白芍、牡蛎以敛而固之，使之永不上逆。夫血为气之配，气为血之主，气安而血自安矣，此所以不治吐血，而吐血自止也。况又有人参之大力者，以参赞诸药，使诸药之降者、敛者，皆得有所凭借以成

功乎。医者闻之，肃然佩服，以为闻所未闻云（本案为他人所治，编者注）。（《医学衷中参西录·治吐衄方·保元清降汤》）

○ 天津北宁路材料科委员赵一清，年近三旬，病吐血，经医治愈，而饮食之间若稍食硬物，或所食过饱，病即反复。诊其六脉和平，重按似有不足，知其脾胃消化弱，其胃中出血之处，所生肌肉犹未复原，是以被食物撑挤，因伤其处而复出血也。斯当健其脾胃，补其伤处，吐血之病庶可除根。为疏方，用生山药、赤石脂各八钱，龙骨、牡蛎、净萸肉各五钱，白术、生明没药各三钱，天花粉、甘草各二钱。按此方加减，服之旬余，病遂除根。

按：此方中重用石脂者，因治吐衄病凡其大便不实者，可用之以代赭石降胃。盖赭石能降胃而兼能通大便，赤石脂亦能降胃而转能固大便，且其性善保护肠胃之膜，而有生肌之效，使胃膜因出血而伤者可速愈也。此物原是陶土，宜兴茶壶即用此烧成，津沽药房恒将石脂研细，水和捏作小饼，煤火煅之，是将陶土变为陶瓦矣，尚可以入药乎？是以愚在天津，每用石脂，必开明生赤石脂，夫石脂亦分生熟，如此开方，实足贻笑于大雅也。

或问：吐血、衄血二证，方书多分治。吐血显然出于胃，为胃气逆上无疑。今遵《内经》阳明厥逆衄呕血一语，二证皆统同论之，所用之方无少差别，《内经》之言果信而有征乎？答曰：愚生平研究医学，必有确实征验，想后笔之于书，即对于《内经》亦未敢轻信。犹忆少年时，在外祖家，有表兄刘庆甫，年弱冠，时患衄血证。始则数日一衄，继则每日必衄，百药不效。适其比邻有少年病痨瘵者，常与同坐闲话。一日正在衄血之际，忽闻哭声，知痨瘵者已死，陡然惊惧寒战，其衄顿止，从此不再反复。夫恐则气下，《本经》原有明文，其理实为人所共知。因惊惧气下而衄止，其衄血之时，因气逆可知矣。盖吐血与衄血病状不同而其病因则同也，治之者何事过为区别乎。（《医学衷中参西录·论吐血

衄血之原因及治法》)

○ 又天津裕牲堂药局同事曹希贤，年二十五岁，自春日患吐血证，时发时愈，不以介意。至仲冬忽吐血较前剧，咳嗽音哑，面带贫血，胸中烦热，食少倦怠。屡治罔效，来寓求诊。左脉细弱，右脉则弦而有力，知其病久生热，其胃气因热上逆，血即随之上升也。为开《衷中参西录》寒降汤方（生赭石六钱，清半夏三钱，蒌仁四钱，生杭芍四钱，竹茹三钱，牛蒡子三钱，粉甘草钱半。主治吐血、衄血。编者注），为其咳嗽音哑，加川贝三钱。连服二剂，病大轻减。又服二剂，不但吐血已止，而咳嗽音哑诸病皆愈。(《医学衷中参西录·相臣哲嗣毅武来函》)

○ 张焕卿，年三十五岁，住天津特别第一区三义庄，业商，得吐血证，年余不愈。

[病因] 禀性褊急，劳心之余又兼有拂意之事，遂得斯证。

[证候] 初次所吐甚多，屡经医治，所吐较少，然终不能除根。每日或一次或两次，觉心中有热上冲，即吐血一两口。因病久身羸弱，卧床不起，亦偶有扶起少坐之时，偶或微喘，幸食欲犹佳，大便微溏，日行两三次，其脉左部弦长，重按无力，右部大而芤，一息五至。

[诊断] 凡吐血久不愈者，多系胃气不降，致胃壁破裂，出血之处不能长肉生肌也。再即此脉论之，其左脉之弦，右脉之大，原现有肝火浮动挟胃气上冲之象，是以其吐血时，觉有热上逆，至其脉之弦而无力者，病久而气化虚也。大而兼芤者，失血过多也。至其呼吸有时或喘，大便日行数次，亦皆气化虚而不摄之故。治此证者，当投以清肝、降胃、培养气血、固摄气化之剂。

[处方] 赤石脂两半，生怀山药一两，净萸肉八钱，生龙骨（捣碎）六钱，生牡蛎（捣碎）六钱，生杭芍六钱，大生地黄四钱，甘草二钱，广三七二钱。

药共九味，将前八味煎汤送服三七末。

［**方解**］降胃之药莫如赭石，此愚治吐衄恒用之药也。此方中独重用赤石脂者，因赭石为铁养化合，其重坠之力甚大，用之虽善降胃，而其力达于下焦，又善通大便，此证大便不实，赭石似不宜用；赤石脂之性，重用之亦能使胃气下降，至行至下焦，其黏滞之力又能固涩大便，且其性能生肌，更可使肠壁破裂出血之处早愈，诚为此证最宜之药也。所最可异者，天津药房中之赤石脂，竟有煅与不煅之殊。夫石药多煅用者，欲化质之硬者为软也。石脂原系粉末陶土，其质甚软，宜兴人以之烧作瓦器。天津药房其石脂之煅者，系以水和石脂作泥，在煤炉中煅成陶瓦。如此制药以入汤剂，虽不能治病，犹不至有害。然石脂入汤剂者少，入丸散者多。若将石脂煅成陶瓦竟作丸散用之，其伤胃败脾之病可胜言哉！是以愚在天津诊病出方，凡用石脂必于药名上加"生"字，所以别于煅也。然未免为大雅所笑矣。

［**效果**］将药煎服两剂，血即不吐，喘息已平，大便亦不若从前之勤，脉象亦较前和平，惟心中仍有觉热之时。遂即原方将生地黄改用一两，又加熟地黄一两，连服三剂，诸病皆愈。(《医学衷中参西录·血病门·吐血证》)

○ 张耀华，年二十六岁，盐山人，寓居天津一区，业商，得肺病咳嗽吐血。

［**病因**］经商劳心，又兼新婚，失于调摄，遂患痨嗽。继延推拿者为推拿两日，咳嗽分毫未减，转添吐血之证。

［**证候**］连声咳嗽不已，即继以吐血，或痰中带血，或纯血无痰，或有咳嗽兼喘。夜不能卧，心中发热，懒食，大便干燥，小便赤涩。脉搏五至强，其左部弦而无力，右部浮取似有力，而尺部重按豁然。

［**处方**］生怀山药一两，大潞参三钱，生赭石（轧细）六钱，生怀地黄六钱，玄参六钱，天冬五钱，净萸肉五钱，生杭芍四钱，射干二钱，甘草二钱，广三七（轧细）二钱。

药共十一味，将前十味煎汤一大盅，送服三七末一半，至煎渣重服时，再送服其余一半。

复诊 此药服两剂后，血已不吐，又服两剂，咳嗽亦大见愈，大小便已顺利，脉已有根，不若从前之浮弦。遂即原方略为加减，俾再服之。

[**处方**] 生怀山药一两，大潞参三钱，生赭石（轧细）六钱，生怀地黄六钱，大甘枸杞六钱，甘草二钱，净萸肉五钱，沙参五钱，生杭芍二钱，射干二钱，广三七（轧细）钱半。

药共十一味，将前十味煎汤一大盅，送服三七末一半，至煎渣重服时，再送其余一半。

[**效果**] 将药连服五剂，诸病皆愈，脉已复常，而尺部重按仍欠实。遂于方中加熟怀地黄五钱，俾再服数剂，以善其后。（《医学衷中参西录·虚劳喘嗽门·肺病咳嗽吐血》）

○ 张姓，年过三旬，寓居天津南门西沈家台，业商，偶患吐血证。

[**病因**] 其人性嗜酒，每日必饮，且不知节。初则饮酒过量即觉胸间烦热，后则不饮酒时亦觉烦热，遂至吐血。

[**证候**] 其初吐血之时，原不甚剧，始则痰血相杂，因咳吐出。即或纯吐鲜血，亦不过一日数口，继复因延医服药，方中有柴胡三钱，服药半点钟后，遂大吐不止，仓猝迎愚往视。及至，则所吐之血已盈痰盂，又复连连呕吐，若不立为止住，实有危在目前之惧。幸所携药囊中有生赭石细末一包，俾先用温水送下五钱，其吐少缓，须臾又再送下五钱，遂止住不吐。诊其脉弦而芤，数逾五至，其左寸摇摇有动意，问其心中觉怔忡乎？答曰：怔忡殊甚，几若不能支持。

[**诊断**] 此证初伤于酒，继伤于药，脏腑之血几于倾囊而出。犹幸速为立止，宜急服汤药以养其血，降其胃气保其心气，育其真阴，连服数剂，庶其血不至再吐。

[**处方**]生怀山药一两，生赭石（轧细）六钱，玄参六钱，生地黄六钱，生龙骨（捣碎）六钱，生牡蛎（捣碎）六钱，生杭芍五钱，酸枣仁（炒捣）四钱，柏子仁四钱，甘草钱半，广三七（细末）三钱。

此方将前十味煎汤，三七分两次用，头煎及二煎之汤送服。

[**效果**]每日服药一剂，连服三日血已不吐，心中不复怔忡。再诊其脉芤动皆无，至数仍略数，遂将生地黄易作熟地黄，俾再服数剂以善其后。(《医学衷中参西录·血病门·吐血证》)

〇 又治本村表弟张权，年三十许，或旬日，或浃辰之间，必吐血数口，浸至每日必吐，亦屡治无效。其脉近和平，微有芤象，亦治以此方（净萸肉、生龙骨、生牡蛎各一两。编者注），三剂痊愈。后又将此方加三七细末三钱，煎药汤送服，以治咳血吐血之久不愈者，约皆随手奏效。因将其方登于三期二卷名补络补管汤，若遇吐血之甚者，宜再加赭石五六钱，与前三味同煎汤，送服三七细末更效。(《医学衷中参西录·山萸肉解》)

〇 至贵友之咯血六年，病势已危，原属不治之证。初所用泻心汤，虽系治吐血之良方，而用于此证实难取效。后所用之山药、赭石、花蕊石、龙骨、牡蛎诸药，亦极稳妥，其如病证之不可挽回何？事后追维，自疑用药之未能尽善，此乃仁人君子之用心，究之用药何尝有误哉。因思凡咳而吐血者，其治法当先注意止其咳嗽。弟凡遇咳嗽而吐血者，若其脉象虚数，恒用生怀山药细末煮作粥，送服川贝母细末。一日之间，山药约服至二两，川贝末约服至六七钱（川贝不苦不难多服）。若服之觉闷者，可服西药含糖百布圣钱许，如无此药，可服鸡内金细末钱许。若觉热者可嚼服天门冬二三钱，其咳嗽往往能愈，咳血之证恒随之同愈。其有咳血仍不愈者，可再用三七细末与赭石（忌用醋淬，宜用生者轧细）细末等份和匀，开水送服二钱。其有热者，用生地数钱煎汤送服，辄能奏效。因其咳嗽既愈，咳血亦不难治矣。然此仍论寻常咳血

也。若兄之友，其咳血六年，虚弱已极，又不可以此概论也。(《医学衷中参西录·复胡剑华书》)

○ 近治奉天商埠警察局长张厚生，年近四旬，陡然鼻中衄血甚剧，脉象关前洪滑，两尺不任重按，知系上盛下虚之证，自言头目恒不清爽，每睡醒舌干无津，大便甚燥，数日一行。为疏方，赭石、生地黄、生山药各一两，当归、白芍、生龙骨、生牡蛎、怀牛膝各五钱，煎汤送服旱三七细末二钱（凡用生地治吐衄者，皆宜佐以三七，血止后不至瘀血留于经络），一剂血顿止。后将生地减去四钱，加熟地、枸杞各五钱，连服数剂，脉亦平和。

伤寒下早成结胸，瘟疫未下亦可成结胸。所谓结胸者，乃外感之邪与胸中痰涎互相凝结，滞塞气道，几难呼吸也。仲景有大陷胸汤、丸，原为治此证良方，然因二方中皆有甘遂，医者不敢轻用，病家亦不敢轻服，一切利气理痰之药，又皆无效，故恒至束手无策。向愚治此等证，俾用新炒蒌仁四两，捣碎煮汤服之，恒能奏效。后拟得一方，用赭石、蒌仁各二两，苏子六钱（方载三七六卷名荡胸汤），用之代大陷胸汤、丸，屡试皆能奏效。若其结在胃口，心下满闷，按之作疼者，系小陷胸汤证，又可将方中分量减半以代小陷胸汤，其功效较小陷胸汤尤捷。自拟此方以来，救人多矣，至寒温之证已传阳明之腑，却无大热，惟上焦痰涎壅滞，下焦大便不通者，亦可投以此方（分量亦宜斟酌少用），上清其痰，下通其便，诚一举两得之方也。(《医学衷中参西录·赭石解》)

○ 民国十三年七月，友人张竹荪君之令堂，因筹办娶儿媳事劳心过度，小便下血不止，其血之来沥沥有声，请为诊视，举止不定，气息微弱，右脉弦细，左脉弦硬。为开安冲汤，服后稍愈。翌日晨起，忽然昏迷，其家人甚恐，又请诊视。其脉尚和平，知其昏迷系黄芪升补之力稍过，遂仍用原方（炒白术六钱，生黄芪六钱，生龙骨捣细六钱，生牡蛎捣细六钱，大生地六钱，生杭芍三钱，海螵蛸捣细四钱，茜草三钱，川续断四钱。主治月经量多、崩漏、月经淋漓不断。编者注），**加赭石八钱，一剂而愈**（*本案为他人所治，编者注*）。（《医学衷中参西录·孙香荪来函》）

痰　饮

〇 邻村毛姓少年，于伤寒病瘥后，忽痰涎上壅，阻塞咽喉，几不能息。其父知医，用手大指点其天突穴（宜指甲贴喉，指端着穴，向下用力，勿向内用力），息微通，急迎愚调治。**遂用香油二两炖热，调麝香一分灌之**，旋灌旋即流出痰涎若干。**继用生赭石一两，人参六钱，苏子四钱，煎汤，徐徐饮下**，痰涎顿开。（《医学衷中参西录·赭石解》）

〇 仙阁又尝治一少妇，患痫风。初两三月一发，浸至两三日一发。脉滑、体丰，知系痰涎为恙。**亦治以此汤**（*理痰汤：生芡实一两，清半夏四钱，黑芝麻炒捣三钱，柏子仁炒捣二钱，生杭芍二钱，陈皮二钱，茯苓片二钱。主治痰涎郁塞胸膈，满闷短气。编者注*），**加赭石三钱**，数剂竟能拔除病根。后与愚觌面述之。愚喜曰：向拟此汤时，原不知能治痫风，经兄加赭石一味，即建此奇功，大为此方生色矣。

按：此方若治痫风，或加朱砂，或加生铁落，或用磨刀水煎药，皆可（*本案为他人所治，编者注*）。（《医学衷中参西录·治痰饮方》）

虚　损

〇 沈阳商家子娄顺田，年二十二，虚劳咳嗽，甚形羸弱，脉数八至，按之即无。细询之，自言曾眠热炕之上，晨起觉心中发热，从此食后即吐出，夜间咳嗽甚剧，不能安寝。因二十余日寝食俱废，遂觉精神恍惚，不能支持。愚闻之，知脉象虽危，仍系新证，若久病至此，诚难挽回矣。**遂投以醴泉饮**（*生山药一两，大生地五钱，人参四钱，玄参四钱，生赭石四钱，牛蒡子三钱，天冬四钱，甘草二钱。主治虚劳发热，或喘或嗽，脉数而弱。编者注*），**为其呕吐，将赭石改用一两**（*重用赭石之理详第二卷参*

赭镇气汤下），一剂吐即止，可以进食，嗽亦见愈。从前五六日未大便，至此大便亦通下。如此加减服之，三日后脉数亦见愈，然犹六至余，心中犹觉发热，遂将玄参、生地皆改用六钱，又每日于午时，用白蔗糖冲水，送服西药阿司匹林（药性详后参麦汤下）七厘许。数日诸病皆愈，脉亦复常。（《医学衷中参西录·治阴虚劳热方·醴泉饮》）

○天津二区宁氏妇，年近四旬，家病虚劳，偶因劳碌过甚益增剧。

[病因] 处境不顺，家务劳心，饮食减少，浸成虚劳，已病倒卧懒起床矣。又因讼事，强令公堂对质，劳苦半日，归家病大加剧。

[证候] 卧床闭目，昏昏似睡，呼之眼微开不发言语，有若能言而甚懒于言者。其面色似有浮热，体温三十八度八分，问其心中发热乎？觉怔忡乎？皆颔之。其左脉浮而弦硬，右脉浮而芤，皆不任重按，一息六至。两日之间，惟少饮米汤，大便数日未行，小便亦甚短少。

[诊断] 即其脉之左弦右芤，且又浮数无根，知系气血亏极有阴阳不相维系之象。是以阳气上浮而面热，阳气外越而身热，此乃虚劳中极危险之证也。所幸气息似稍促而不至于喘，虽有咳嗽亦不甚剧，知尤可治。斯当培养其气血，更以收敛气血之药佐之，俾其阴阳互相维系，即可安然无虞矣。

[处方] 野台参四钱，生怀山药八钱，净萸肉八钱，生龙骨（捣碎）八钱，大甘枸杞六钱，甘草二钱，生怀地黄六钱，玄参五钱，沙参五钱，生赭石（轧细）五钱，生杭芍四钱。

共煎汤一大盅，分两次温饮下。

复诊　将药连服三剂，已能言语，可进饮食，浮越之热已敛，体温度下降至三十七度六分，心中已不发热，有时微觉怔忡，大便通下一次，小便亦利，遂即原方略为加减俾再服之。

[处方] 野台参四钱，生怀山药一两，大甘枸杞八钱，净萸肉六钱，生怀地黄五钱，甘草二钱，玄参五钱，沙参五钱，生赭石（轧细）四钱，

生杭芍三钱，生鸡内金（黄色的捣）钱半。

共煎汤一大盅，温服。

[**方解**] 方中加鸡内金者，因虚劳之证，脉络多瘀，《金匮》所谓血痹虚劳也。用鸡内金以化其血痹，虚劳可以除根，且与台参并用，又能运化参之补力不使作胀满也。

[**效果**] 将药连服四剂，新得之病痊愈，其素日虚劳未能尽愈。俾停服汤药，日用生怀山药细末煮粥，少加白糖当点心服之。每服时送服生鸡内金细末少许，以善其后。(《医学衷中参西录·虚劳喘嗽门·虚劳兼劳碌过度》)

○ 一媪，年六十二，资禀素羸弱。偶当外感之余，忽然妄言妄见，惊惧异常，手足扰动，饥渴不敢饮食，少腹塌陷，胸膈突起。脉大于平时一倍，重按无力。知系肝肾大虚，冲气上逆，痰火上并，心神扰乱也。投以此汤（龙蚝理痰汤：清半夏四钱，生龙骨六钱，生牡蛎六钱，生赭石三钱，朴硝二钱，黑芝麻三钱，柏子仁三钱，生杭芍三钱，陈皮二钱，茯苓二钱。主治因思虑生痰，因痰生热，神志不宁。编者注），去朴硝，倍赭石，加生山药、山萸肉（去净核）、生地黄各六钱，又磨取铁锈水煎药（理详见第七卷一味铁养汤下），一剂即愈。又服一剂，以善其后。(《医学衷中参西录·治痰饮方·龙蚝理痰汤》)

疟 病

○ 奉天商埠局旁吕姓童子，年五岁，于季夏初旬，周身发热，至下午三句钟时，忽又发凉，须臾凉已，其热愈烈，此温而兼疟也。彼治于东人所设南满医院，东医治以金鸡纳霜，数日病不少减。盖彼但知治其间歇热，不知治其温热，其温热不愈，间歇热亦不愈。及愚视之，羸弱已甚，饮水服药辄呕吐，大便数日未行，脉非洪大，而重按有力。知其阳明之热已实，其呕吐者，阳明兼少阳也。为兼少阳，所以有疟疾。

为拟方：

生石膏三两，生赭石六钱，生山药六钱，碎竹茹三钱，甘草三钱。

煎汤一盅半，分三次温饮下。将药饮完未吐，一剂大热已退，大便亦通。至翌日复作寒热，然较轻矣。投以硫酸规泥涅二分强，分三次用白糖水送下，寒热亦愈。(《医学衷中参西录·临证随笔》)

霍　乱

〇门人高如璧，曾治一少妇。吐泻一昼夜，甚是困急，浓煎人参汤，送服益元散（滑石、甘草、朱砂。编者注）而愈。盖独参汤能回阳，益元散能滋阴，又能和中（滑石、甘草能和中以止吐泻）解毒（甘草、朱砂能解毒），且可引毒气自小便出，是以应手奏效。此亦拙拟急救回阳汤（潞党参八钱，生山药一两，生杭芍五钱，山萸肉八钱，炙甘草三钱，赭石研细四钱，朱砂研细五分。先用童便半盅炖热，送下朱砂，继服汤药。主治霍乱吐泻已极，精神昏昏，气息奄奄，至危之候。编者注）之意也。

此证之转筋者，多因吐泻不已，肝木乘脾气之虚而侮土。故方书治转筋多用木瓜，以其酸能敛肝，即所以平肝也。然平肝之药，不必定用木瓜。壬寅秋际，霍乱流行，曾单用羚羊角三钱治愈数人。因羚羊角善解热毒，又为平肝之妙药也。又曾有一人，向愚询治泄泻之方，告以酸石榴连皮捣烂，煎汤服之。后值霍乱发生，其人用其方治霍乱初起之泄泻者，服之泻愈，而霍乱亦愈。由是观之，石榴亦为敛肝之要药，而敛肝之法，又实为治霍乱之要着也（本案为他人所治，编者注）。(《医学衷中参西录·治霍乱方·急救回阳汤》)

〇民国十六年五月，陈列所第三科科长赵信臣君之令堂得霍乱证，先延针医放血不愈，请为诊视。其手足逆冷，脉乍有乍无，头出冷汗，吐泻转筋。俾服卫生防疫宝丹（甘草十两，细辛一两半，白芷一两，薄荷冰四钱，冰片二钱，朱砂三两。主治霍乱吐泻转筋，下痢腹痛，及一切痧证。平素口含化服，能防一切疠疫传染。编者注）八十粒，药力未行即吐出。继服一百二十粒，吐泻即止。翌日病大见愈，胸中觉闷，仍欲作呕。诊其脉细数，又因年高，为疏急救回阳汤方，重用赭石、朱砂，一剂而愈。

按：霍乱一证，古今中外无必效之方，惟我师所拟之卫生防疫宝丹，如金针暗渡，无论病因之或凉或热，病势之如何危险，投以此丹，莫不立愈，效如桴鼓之应，真千古未有之奇方，普渡众生之慈航也（本案为他人所治，编者注）。（《医学衷中参西录·孙香荪来函》）

奔　豚

○ 观此症，陡有气自脐上冲至胸腔，集于左乳下跳动不休。夫有气陡起于脐上冲者，此奇经八脉中冲脉发出之气也。冲脉之源，上隶于胃，而胃之大络虚里，贯膈络肺出于左乳下为动脉。然无病者其动也微，故不觉其动也。乃因此冲气上冲犯胃，且循虚里之大络贯膈络肺，复出于左乳下与动脉相并，以致动脉因之大动，人即自觉其动而不安矣。当用降冲、敛冲、镇冲、补冲之药以治病源，则左乳下之动脉，自不觉其动矣。爰拟两方于下：

生山药八钱，生牡蛎八钱，生赭石末四钱，生芡实四钱，清半夏（中有矾须用温水淘净晒干）足四钱，柏子仁（炒捣，不去油）四钱，寸麦冬三钱。

上药七味，磨取铁锈浓水煎药。

又方：用净黑铅半斤，用铁勺屡次熔化之，取其屡次熔化所余之铅灰若干，研细过罗。再将熔化所余之铅称之，若余有四两，复用铁勺熔化之。化后，用硫黄细末两半，撒入勺中，急以铁铲炒拌之，铅经硫黄灼炼，皆成红色，因炒拌结成砂子。晾冷，轧细，过罗，中有轧之成饼者，系未化透之铅，务皆去净。二药各用一两，和以炒熟麦面为丸（不宜多掺，以仅可作成丸为度），如桐子大。每服六七丸或至十余丸（以服后觉药力下行，不至下坠为度），用生山药末五六钱，煮作稀粥送下，一日再服。以上二方单用、同用皆可（本案为他人所治，编者注）。（《医学衷中参西录·诊余随笔·答章韶君问腹内动气证治法》）

○ 一媪，年过六旬，胸腹满闷，时觉有气自下上冲，饮食不能下行。其子为书贾，且知医。曾因卖书至愚书校，述其母病证，且言脉象大而弦硬。为拟此汤（镇摄汤：野台参五钱，生赭石五钱，生芡实五钱，生山药五钱，萸肉五钱，清半夏二钱，茯苓二钱。主治胸膈满闷，其脉大而弦，按之似有力，非真有力，此脾胃真气外泄，冲脉逆气上干之证，慎勿作实证治之。编者注），服一剂满闷即减，又服数剂痊愈。（《医学衷中参西录·治阴虚劳热方·镇摄汤》）

○ 一人，年近五旬，心中常常满闷，呕吐痰水。时觉有气起自下焦，上冲胃口。其脉弦硬而长，右部尤甚，此冲气上冲，并迫胃气上逆也。问其大便，言甚干燥。遂将方中（镇摄汤：野台参五钱，生赭石五钱，生芡实五钱，生山药五钱，萸肉五钱，清半夏二钱，茯苓二钱。主治胸膈满闷，其脉大而弦，按之似有力，非真有力，此脾胃真气外泄，冲脉逆气上干之证，慎勿作实证治之。编者注）赭石改作一两，又加知母、生牡蛎各五钱，厚朴、苏子各钱半，连服六剂痊愈。（《医学衷中参西录·治阴虚劳热方·镇摄汤》）

上盛下虚

○ 所述病案，谓脉象滑动，且得之服六味地黄丸之余，其为热痰郁于中焦，以致胃气上逆，冲气上冲，浸成上盛下虚之证无疑。为其上盛下虚，所以时时有荡漾之病也。法当利痰、清火、降胃、敛冲，处一小剂，久久服之，气化归根，荡漾自愈。拟方于下：

清半夏三钱，柏子仁三钱，生赭石（轧末）三钱，生杭芍三钱，生芡实一两，生姜三片（本案为他人所治，编者注）。（《医学衷中参西录·诊余随笔·答徐庄君问其夫人荡漾病治法》）

脉 弦 硬

〇 杨德俊温病，愈后变成脉弦硬，用生赭石两半，龙骨、牡蛎各八钱，杭芍、花粉各四钱，半夏、菖蒲各三钱，远志、甘草各二钱，服一剂而愈。(《医学衷中参西录·治愈笔记》)

第二节　妇科医案

闭　经

〇 初制此方（醴泉饮：生山药一两，大生地五钱，人参四钱，玄参四钱，生赭石四钱，牛蒡子三钱，天冬四钱，甘草二钱。治虚劳发热，或喘或嗽，脉数而弱。编者注）时，原无赭石，有丹参三钱，以运化人参之补力。

后治一年少妇人，信水数月不行，时作寒热，干嗽连连，且兼喘逆，胸膈满闷，不思饮食，脉数几至七至。治以有丹参原方不效，遂以赭石易丹参，一剂咳与喘皆愈强半，胸次开通，即能饮食，又服数剂脉亦和缓，共服二十剂，诸病皆愈。

以后凡治妇女月闭血枯，浸至虚劳，或兼咳嗽满闷者，皆先投以此汤，俾其饮食加多，身体强壮，经水自通。间有瘀血暗阻经道，或显有癥瘕可据者，继服拙拟理冲汤或理冲丸（皆在第八卷）以消融之，则妇女无难治之病矣。若其人胸中素觉短气，或大便易滑泻者，又当预防其大气下陷（大气下陷详第四卷升陷汤）。用醴泉饮时，宜减赭石、牛蒡子，并一切苏子、蒌仁、紫菀、杏仁，治咳喘套药皆不宜用。

按：短气与喘原迥异。短气者难于呼气不上达也，喘者难于吸气不下降也。而不善述病情者，往往谓喘为"上不来气"，是以愚生平临证，凡遇自言上不来气者，必细经询问，确知其果系呼气难与吸气难，而后敢为施治也。(《医学衷中参西录·治阴虚劳热方·醴泉饮》)

○天津南开中学旁，陈氏女，年十七岁，经通忽又半载不至。

[**病因**]项侧生有瘰疬，服药疗治，过于咸寒，致伤脾胃，饮食减少，遂至经闭。

[**证候**]午前微觉寒凉日加，申时，又复潮热，然不甚剧。黎明时或微出汗，咳嗽有痰，夜间略甚，然仍无妨于安眠。饮食消化不良，较寻常减半。心中恒觉发热思食凉物，大便干燥，三四日一行。其脉左部弦而微硬，右部脉亦近弦，而重诊无力，一息搏逾五至。

[**诊断**]此因饮食减少，生血不足以至经闭也。其午前觉凉者，其气分亦有不足，不能乘阳气上升之时而宣布也。至其晚间之觉热，则显为血虚之象。至于心中发热，是因阴虚生内热也。其热上升伤肺易生咳嗽，胃中消化不良易生痰涎，此咳嗽又多痰也。其大便燥结者，因脾胃伤损失传送之力，而血虚阴亏又不能润其肠也。左脉弦而兼硬者，心血虚损不能润肝滋肾也。右脉弦而无力者，肺之津液、胃之酸汁皆亏，又兼肺胃之气分皆不足也。拟治以资生通脉汤（方在三期八卷），复即原方略为加减，俾与证相宜。

[**处方**]白术（炒）三钱，生怀山药八钱，大甘枸杞六钱，龙眼肉五钱，生怀地黄五钱，玄参四钱，生杭芍四钱，生赭石（轧细）四钱，当归四钱，桃仁二钱，红花钱半，甘草二钱。

共煎汤一大盅，温服。

复诊　将药连服二十余剂（随时略有加减），饮食增多，身形健壮，诸病皆愈。惟月信犹未通，宜再注意通其月信。

[**处方**]生水蛭（轧为细末）一两，生怀山药（轧为细末）半斤。

每用山药末七钱，凉水调和煮作茶汤，加红蔗糖融化，令其适口，以之送服水蛭末六分，一日再服，当点心用之，久则月信必通。

[**效果**]按方服过旬日，月信果通下，从此经血调和无病。

[**方解**]按：水蛭《本经》原无炙用之文，而后世本草谓若不炙即用之，得水即活，殊为荒唐之言。尝试用此药，先用炙者无效，后改用

生者，见效甚速（三期七卷理冲丸后附有医案，且论水蛭之性甚强），其性并不猛烈，惟稍有刺激性。屡服恐于胃不宜，用山药煮粥送服，此即《金匮》硝石矾石散送以大麦粥之义也。且山药饶有补益之力，又为寻常服食之品，以其粥送水蛭，既可防其开破伤正，且又善于调和胃腑也。（《医学衷中参西录·妇女科·处女经闭》）

〇 又本年六月，生在辑安外岔沟缉私局充文牍，有本街邱云阁之女，年十五，天癸已至，因受惊而经闭。两阅月，发现心热、心跳、膨胀等症，经医治疗未效，更添翻胃吐食、便燥、自汗等症。又经两月，更医十数，病益剧。适友人介绍为之诊视，脉浮数而濡，尺弱于寸，面色枯槁，肢体消瘦，不能起床。盖两月间食入即吐，或俟半日许亦必吐出，不受水谷之养，并灼热耗阴，无怪其支离若是也。思之再四，此必因受惊气乱而血亦乱，遂至遏其生机，且又在童年，血分未充，即不能应月而潮，久之不下行，必上逆，气机亦即上逆，况冲为血海，隶属阳明，阳明有升无降，冲血即随之上逆，瘀而不行，以至作灼作胀。其心跳者，为上冲之气血所扰也。其出汗吐食者，为上冲之气血所迫也。其津液因汗吐过多而消耗，所以大便干燥也。势非降逆、滋阴、镇心、解瘀之药并用不可。

查《衷中参西录》第二卷参赭镇气汤及参赭培气汤二方，实为治斯证之津梁，爰即二方加减，赭石两半，当归、净萸肉、龙骨、牡蛎各五钱，白芍、肉苁蓉、党参、天冬、生鸡内金各三钱，磨取铁锈之水煎服。一剂病似觉甚，病家哗然，以为药不对证，欲另延医。惟介绍人主持甚力，勉又邀生再诊，此中喧变生固未之知也。既诊脉如故，决无病进之象。后闻有如此情形，生亦莫解。因反复思之，恍悟此必胃虚已极，兼胃气上逆过甚，遽投以如此重剂，其胃虚不能运化，气逆更多冲激，想有一番瞑眩，故病似加重也。于斯将原方减半，煎汤一盅，又分两次温服下，并送服柿霜三钱。其第一次服，仍吐药一半，二次即不吐。服完此剂后，略进薄粥，亦未吐。病家始欢然相信。又连服三剂，汗与吐均止，心跳膨胀亦大见轻，惟灼热犹不甚减。遂去净萸肉、龙骨、牡蛎，加生地、玄参各四钱，服五剂后，灼热亦愈强半。如此加减服之，一月后遂能起床矣。适缉私局长调换，生将旋里，嘱其仍守服原方，至诸病痊愈后可停药勿服，月事至期亦当自至也（本案为他人所治，编者注）。（《医学衷中参西录·万泽东来函》）

崩　漏

○戊寅年秋，穆荫乔君之如夫人金女士。患经漏淋漓不止者三阅月，延医多人，百方调治，寒热补涩均无效，然亦不加剧，并无痛苦。予用寿师固冲汤加重分量，服数剂亦无效，又以《金鉴》地榆苦酒汤试之，终不应，技已穷矣。忽忆寿师此说，乃以磁石细末八钱，生赭石细末五钱，加入滋补药中，一剂知，二剂已。是知药能中病，真有立竿见形之妙。盖赭石既能补血中铁质，以与人身元气相系恋，而磁石吸铁能增加人身元气之吸力，且色黑入肾，黑能止血。磁石、赭石二者同用，实有相得益彰之妙。药虽平易，而中含科学原理甚矣。中医之理实包括西医，特患人不精心以求之耳。（本案为他人所治，编者注）。（《医学衷中参西录·赭石解》）

倒　经

○至于妇女倒经之证，每至行经之期，其血不下行而上逆作吐衄者，宜治以四物汤去川芎，加怀牛膝、生赭石细末，先期连服数剂可愈。然其证亦间有因气陷者，临证时又宜细察。

曾治一室女吐血及一少妇衄血，皆系倒行经证，其脉皆微弱无力，气短不足以息，少腹时有气下坠，皆治以他止血之药不效，后再三斟酌，皆投以升陷汤（生黄芪六钱，知母三钱，柴胡一钱五分，桔梗一钱五分，升麻一钱。主治胸中大气下陷，气短不足以息。编者注），先期连服，数日痊愈。总之，吐衄之证，大抵皆因热而气逆，其因凉气逆者极少，即兼冲气肝气冲逆，亦皆挟热，若至因气下陷致吐衄者，不过千中之一二耳。（《医学衷中参西录·论吐血衄血之原因及治法》）

妊娠恶阻

○ 奉天交涉署科员王禅唐之夫人，受妊恶阻呕吐，半月勺水不存，无论何药下咽即吐出，势极危险。爰用自制半夏二两（自制者中无矾味，善止呕吐），生赭石细末半斤，生怀山药两半，共煎汤八百瓦药瓶一瓶（约二十两强）或凉饮温饮，随病患所欲，徐徐饮下，二日尽剂而愈。夫半夏、赭石皆为妊妇禁药，而愚如此放胆用之毫无顾忌者，即《内经》所谓"有故无殒，亦无殒也"。然此中仍另有妙理，详参赭镇气汤下，可参观。（《医学衷中参西录·论用药以胜病为主不拘分量之多少》）

○ 广平县教员吕子融夫人，年二十余，因恶阻呕吐甚剧。九日之间饮水或少存，食物则尽吐出。时方归宁，其父母见其病剧，送还其家，医者皆以为不可治。时愚初至广平寓学舍中，子融固不知愚能医也。因晓之曰：恶阻焉有不可治者，亦视用药何如耳。子融遂延为诊视，脉象有力，舌有黄苔，询其心中发热，知系夹杂外感，遂先用生石膏两半，煎汤一茶杯，防其呕吐，徐徐温饮下，热稍退。继用生赭石二两，煎汤一大茶杯，分两次温饮下，觉行至下脘作疼，不复下行转而上逆吐出，知其下脘所结甚坚，原非轻剂所能通。亦用生赭石细末四两，从中再罗出极细末一两，将余三两煎汤，送服其极细末，其结遂开，从此饮食顺利，及期而产。（《医学衷中参西录·赭石解》）

○ 天津一区，王氏妇，年二十六岁，受妊后，呕吐不止。

［病因］素有肝气病，偶有拂意，激动肝气，恒作呕吐。至受妊后，则呕吐连连不止。

［证候］受妊至四十日时，每日必吐，然犹可受饮食，后则吐浸加重，迨至两月以后勺水不存。及愚诊视时，不能食者已数日矣。困顿已极，不能起床。诊其脉虽甚虚弱，仍现滑象，至数未改，惟左关微浮，稍似有力。

［诊断］恶阻呕吐，原妊妇之常，兹因左关独浮而有力，知系肝气胆火上冲，是以呕吐特甚。有谓恶阻呕吐虽甚剧无碍者，此未有阅历之言。愚自行道以来，耳闻目睹，因此证偾事者已有多人，甚勿忽视。此宜急治以镇肝降胃之品，不可因其受妊而不敢放胆用药也。

［处方］生赭石（轧细）两半，党参三钱，生怀山药一两，生怀地黄八钱，生杭芍六钱，大甘枸杞五钱，净萸肉四钱，青黛三钱，清半夏六钱。

药共九味，先将半夏用温水淘三次，将矾味淘净，用煮菜小锅煮取清汤一盅，调以面粉煮作茶汤，和以白糖令其适口，服下其吐可止。再将余药八味煎汤一大盅，分三次温服。

复诊　将药连服两剂，呕吐即止。精神气力稍振，可以起坐，其脉左关之浮已去，六部皆近和平。惟仍有恶心之时，懒于饮食，拟再治以开胃、理肝、滋阴、清热之剂。

［处方］生怀山药一两，生杭芍五钱，冬瓜仁（捣碎）四钱，北沙参四钱，碎竹茹三钱，净青黛二钱，甘草二钱。

共煎汤一大盅，分两次温服下。

［效果］将药连服三剂，病遂痊愈，体渐复原，能起床矣。

［或问］赭石《别录》称其能坠胎，原为催生要药，今重用之以治恶阻呕吐，独不虑其有坠胎之弊乎？答曰：《别录》谓其能坠胎者，为赭石之质重坠，可坠已成形之胎也。若胎至五六月时诚然忌之。若在三月以前之胎，虽名为胎不过血脉一团族聚耳。此时惟忌用破血之品，而赭石毫无破血之性。且《本经》谓治赤沃肠下，李氏《纲目》谓治妇人血崩，则其性可知。且其质虽重坠，不过镇降其肝胃上逆之气使归于

平，是重坠之力上逆之气当之，即病当之非人当之也。况又与潞参、萸肉、山药诸补益之药并用，此所谓节制之师，是以战则必胜也。(《医学衷中参西录·妇女科·受妊呕吐》)

○一妇人，连连呕吐，五六日间勺水不存，大便亦不通行，自觉下脘之处疼而且结，凡药之有味者，入口即吐；其无味者，须臾亦复吐出，医者辞不治。后愚诊视，脉有滑象，上盛下虚，疑其有妊。询之，言月信不见者五十日矣。然结证不开，危在目前。《内经》谓"有故无殒，亦无殒也"，遂单用赭石二两煎汤饮下。觉药力至结处不能下行，复返而吐出，继改用赭石四两，又重罗出细末两许，将余三两煎汤调细末服下，其结遂开，大便亦通，自此安然无恙，至期方产。(《医学衷中参西录·治喘息方·参赭镇气汤》)

妊娠腹痛

○至于妊妇外感热实，大便燥结者，承气汤亦不妨用，《内经》所谓"有故无殒，亦无殒也"。然此中须有斟酌，以上所列方中诸药，芒硝断不可用，至赭石则三月以前可用，三月以后不可用，其余虽皆可用，然究宜先以白虎汤或白虎加人参汤代承气，即不能完全治愈，后再用承气时亦易奏效也。

曾治一妇人，妊过五月，得伤寒证，八九日间脉象洪实，心中热而烦躁，大便自病后未行，其脐上似有结粪，按之微疼，因其内热过甚，先用白虎加人参汤清之，连服两剂内热颇见轻减，而脐上似益高肿，不按亦疼，知非服降下之药不可也。然从前服白虎加人参汤两剂，知其大便虽结不至甚燥，治以降下之轻剂当可奏效。为疏方，用大黄、野台参各三钱，真阿胶（不炒，另炖兑服）、天冬各五钱，煎汤服下，即觉脐上开通，过一点钟，疼处即不疼矣。又迟点半钟，下结粪十余枚，后代溏粪，遂觉霍然痊愈，后其胎气亦无所损，届期举子矣。至方中之义，大黄能下结粪，有人参以驾驭之，则不至于伤胎。又辅以阿胶，取其既善保胎，又善润肠，则大便之燥者可以不燥矣。用天冬者，取其凉润微辛之性（细嚼之实有辛味），最能下行以润燥开瘀，兼以解人参之热也。（《医学衷中参西录·阳明病三承气汤证》）

妊娠便秘

○ 天津杨柳青陆军连长周良坡夫人，年三十许。连连呕吐，五六日间勺水不存，大便亦不通行，自觉下脘之处疼而且结，凡药之有味者入口即吐，其无味者须臾亦复吐出，医者辞不治。后愚诊视其脉有滑象，上盛下虚，疑其有妊，询之月信不见者五十日矣，然结证不开，危在目前，《内经》谓"有故无殒，亦无殒也"。遂单用赭石二两，煎汤饮下，觉药至结处不能下行，复返而吐出。继用赭石四两，又重罗出细末两许，将余三两煎汤，调细末服下，其结遂开，大便亦通，自此安然无恙，至期方产。

或问：赭石，《名医别录》谓其坠胎，今治妊妇竟用赭石如此之多，即幸而奏效，岂非行险之道乎？答曰：愚生平治病，必熟筹其完全而后为疏方，初不敢为孤注之一掷也。赭石质重，其镇坠之力原能下有形滞物，若胎至六七个月时，服之或有妨碍，至受妊之初，因恶阻而成结证，此时其胞室之中不过血液凝结，赭石毫无破血之弊，且有治赤沃与下血不止之效，重用之亦何妨乎？况此证五六日间，勺饮不能下行，其气机之上逆，气化之壅滞，已至极点，以赭石以降逆开壅，不过调脏腑之气化使之适得其平，又何至有他虞乎？

或曰：赭石用于此证不虞坠胎，其理已昭然矣，至《本经》谓赭石治赤沃，《日华》谓其治下血不止，不知重坠下行之药，何以有此效乎？答曰：此理甚深，欲明此理，当溯本穷源，先知人身之元气为何气。盖凡名之为气，虽无形而皆有质，若空气扇之则成风，抛物其中能阻物力之运转是其质也。人脏腑中之气，大抵类斯，惟元气则不惟无形，而并无质，若深究其果系何气，须以天地间之气化征之。夫天地间无论氮、氧、碳、电诸气，皆有质，独磁气无质，故诸气皆可取而贮之，而磁气不能贮也，诸气皆可设法阻之（如电气可阻以玻璃），而磁气不能阻也（磁气无论隔何物皆能吸铁）。是以北极临地之中央，下蓄磁气以维系全球之气化，丹田为人之中央，内脏元气以维系全身之气化。由是观之，磁气者即天地之元气，而人身之元气，亦即天地间之磁气类也。其能与周身之血相系恋者，因血中含有铁锈，犹之磁石吸铁之理也。赭石为铁氧化合而成，服之能补益血中铁锈，而增长其与元气系恋之力，所以能治赤沃及下血不止也。（《医学衷中参西录·赭石解》）

产后呕吐

〇 奉天大东关安靴铺安显之夫人，年四十许。临产双生，异常劳顿，恶心呕吐，数日不能饮食，服药亦恒呕吐，精神昏聩，形势垂危。群医辞不治，延为诊视。其脉洪实，面有火色，舌苔厚而微黄。愚曰：此产后温也。其呕吐若是者，乃阳明热实，胃腑之气上逆也。投以生赭石、玄参（《本经》谓玄参主产乳）各一两，一剂而呕吐止，可进饮食。继仍用玄参同白芍、连翘以清其余热，遂痊愈。（《医学衷中参西录·治伤寒温病同用方·荡胸汤》）

产后痞满

〇 天津一区，张氏妇，年二十六岁，流产之后胃脘满闷，不能进食。

[病因] 孕已四月，自觉胃口满闷，倩人以手为之下推，因用力下推至脐，遂至流产。

[证候] 流产之后，忽觉气血上涌充塞胃口，三日之间分毫不能进

食。动则作喘，头目眩晕，心中怔忡，脉象微弱，两尺无根。

[**诊断**] 此证因流产后下焦暴虚，肾气不能固摄冲气，遂因之上冲。夫冲脉原上隶阳明胃腑，其气上冲胃气即不能下降（胃气以息息下行为顺），是以胃中胀满，不能进食。治此等证者，若用开破之药开之，胀满去而其人或至于虚脱。宜投以峻补之剂，更用重镇之药辅之以引之下行，则上之郁开而下焦之虚亦即受此补剂之培养矣。

[**处方**] 大潞参四钱，生赭石（轧细）一两，生怀山药一两，熟怀地黄一两，玄参八钱，净萸肉八钱，紫苏子（炒捣）三钱，生麦芽三钱。

共煎汤一大盅，分两次温服下。

[**方解**] 按：方中用生麦芽，非取其化食消胀也。诚以人之肝气宜升，胃气宜降，凡用重剂降胃，必须少用升肝之药佐之，以防其肝气不舒。麦芽生用原善舒肝，况其性能补益胃中酸汁，兼为化食消胀之妙品乎。

[**效果**] 将药煎服一剂，胃中豁然顿开，能进饮食，又连服两剂，喘与怔忡皆愈。（《医学衷中参西录·妇女科·流产后满闷》）

难　产

〇丙寅在津，有胡氏妇，临产二日未下，自备有利产药，服之无效，治以此方（大顺汤：党参一两，当归一两，生赭石轧细二两。主治难产，不可早服，必胎衣破后，小儿头至产门者，然后服之。编者注），加苏子、怀牛膝各四钱。服后半点钟即产下。（《医学衷中参西录·论难产治法》）

〇方书所载利产之方，无投之必效者，惟方中重用赭石，可应手奏效。

族侄荫棠媳，临产三日不下，用一切催生药，胎气转觉上逆。因其上逆，心忽会悟，为拟方用赭石二两，野台参、当归各一两，煎服后，须臾即产下。后用此方，多次皆效，即骨盘不开者，用之开骨盘亦甚效。盖赭石虽放胆用至二两，而有人参一两以补气，当归一两以生血，且以参、归之微温，以济赭石之微凉，温凉调和，愈觉稳妥也。矧产难者，非气血虚弱，即气血壅滞不能下行，人参、当归虽能补助气血，而性皆微兼升浮，得赭石之重坠则力能下行，自能与赭石相助为理，以成催生之功也。至于当归之滑润，原为利产良药，与赭石同用，其滑润之力亦愈增也。此方载三期八卷名大顺汤。用此方时，若加卫足花子（炒爆），或丈菊花瓣更效。至二药之性及其形状与所以奏效之理，皆详载于大顺汤后，兹不俱录。（《医学衷中参西录·赭石解》）

○ 天门友人崔兰亭来函谓：庚午仲冬，曾治潜邑张截港刘德猷之媳临盆四日不产，甚至胎气上冲，神昏不语，呕吐不止，诸药皆不能受，危险万分。殓服均备，以为无法可治，待时而已。乃因有人介绍，来院求方，遂为开大顺汤原方，加冬葵子二钱，炒爆作引。服后而呕吐止，气息顺，精神已明了。迟半日，胎犹未下，俾按原方再服一剂，胎虽下而已死，产母则安然无恙（本案为他人所治，编者注）。（《医学衷中参西录·论难产治法》）

○ 一妇人，临产交骨不开，困顿三日，势甚危急。亦投以此汤（大顺汤：党参一两，当归一两，生赭石轧细二两。用卫足花子炒爆一钱作引，或丈菊花瓣一钱作引皆可，无二物作引亦可。主治难产，不可早服，必胎衣破后，小儿头至产门者，然后服之。编者注），一剂而产。自拟得此方以来，救人多矣。放胆用之，皆可随手奏效。（《医学衷中参西录·治女科方·大顺汤》）

○ 又丁卯在津治河东车站旁陈氏妇，临产三日未下，亦治以此方（大顺汤：党参一两，当归一两，生赭石轧细二两。主治难产，不可早服，必胎衣破后，小儿头至产门者，然后服之。编者注），加苏子四钱，怀牛膝六钱，亦服药后半点钟即产矣。（《医学衷中参西录·论难产治法》）

○ 又其年腊月上旬，同业罗俊华之夫人，临盆三日不下，医药不效。全家惊惶，迎为诊治，亦投以大顺汤，服后未半点钟，其胎即下，母子安然。由斯知《衷中参西录》真可为救命之书也（本案为天门友人崔兰亭所治，编者注）。(《医学衷中参西录·论难产治法》)

○族侄妇，临盆两日不产。用一切催生药，胎气转觉上逆。为制此汤（大顺汤：党参一两，当归一两，生赭石轧细二两。用卫足花子炒爆一钱作引，或丈菊花瓣一钱作引皆可，无二物作引亦可。主治难产，不可早服，必胎衣破后，小儿头至产门者，然后服之。编者注），一剂即产下。(《医学衷中参西录·治女科方·大顺汤》)

第三节　儿科医案

温　病

○辽宁小南关柴市旁，赫姓幼子，年五岁，得风温兼喘促证。

[病因]季春下旬，在外边嬉戏，出汗受风，遂成温病。医治失宜，七八日间又添喘促。

[证候]面红身热，喘息极迫促，痰声辘辘，目似不瞬。脉象浮滑，重按有力。指有紫纹，上透气关，启口视其舌，苔白而润。问其二便，言大便两日未行，小便微黄，然甚通利。

[诊断]观此证状况已危至极点，然脉象见滑，虽主有痰亦足征阴分充足。且视其身体胖壮，知犹可治，宜用《金匮》小青龙加石膏汤，再加杏仁、川贝以利其肺气。

[处方]麻黄一钱，桂枝尖一钱，生杭芍三钱，清半夏二钱，杏仁（去皮，捣碎）二钱，川贝母二钱，五味子（捣碎）一钱，干姜六分，细辛六分，生石膏（捣细）一两。

共煎汤一大盅，分两次温服下。

[方解]《金匮》小青龙加石膏汤，原治肺胀，咳而上气，烦躁而喘。

然其石膏之分量，仅为麻桂三分之二（《金匮》小青龙加石膏汤，其石膏之分量原有差误，五期五卷曾详论之），而此方中之生石膏则十倍于麻、桂，诚以其面红身热，脉象有力，若不如此重用石膏，则麻、桂、姜、辛之热，即不能用矣。又《伤寒论》小青龙汤加减之例，喘者去麻黄加杏仁，今加杏仁而不去麻黄者，因重用生石膏以监制麻黄，则麻黄即可不去也。

复诊 将药服尽一剂，喘愈强半，痰犹壅盛，肌肤犹灼热，大便犹未通下，脉象仍有力，拟再治以清热利痰之品。

[**处方**]生石膏（捣细）二两，瓜蒌仁（炒捣）二两，生赭石（轧细）一两。

共煎汤两盅，分三次徐徐温饮下。

[**效果**]将药分三次服完，火退痰消，大便通下，病遂痊愈。

[**说明**]此案曾登于《全国名医验案类编》，何廉臣评此案云：风温犯肺，肺胀喘促，小儿尤多，病最危险，儿科专家，往往称为马脾风者此也。此案断定为外寒束内热，仿《金匮》小青龙加石膏汤，再加贝母开豁清泄，接方用二石、蒌仁等清镇滑降而痊。先开后降，步骤井然。惟五岁小儿能受如此重量，可见北方风气刚强，体质苗实，不比南方人之体质柔弱也。正惟能受重剂，故能奏速功。观何廉臣评语，虽亦推奖此案，而究嫌药量过重，致有南北分别之设想。不知此案药方之分量若作一次服，以治五岁孺子诚为过重。若分作三次服，则无论南北，凡身体胖壮之孺子皆可服也。试观近今新出之医书，治产后温病，有一剂用生石膏半斤者矣，曾见于刘蔚楚君《证治丛录》，刘君原广东香山人也。治鼠疫病亦有一剂用生石膏半斤者矣，曾见于李健颐君《鼠疫新篇》，李君原福建平潭人也。若在北方治此等证，岂药之分量可再加增乎？由此知医者之治病用药，不可定存南北之见也。且愚亦尝南至汉皋矣，曾在彼处临证处方，未觉有异于北方，惟用发表之剂则南方出汗较易，其分量自宜从轻。然此乃地气寒暖之关系，非其身体强弱之关系也。既如

此，一人之身则冬时发汗与夏时发汗，其所用药剂之轻重自迥殊也。

尝细验天地之气化，恒数十年而一变。仲景当日原先著《伤寒论》，后著《金匮要略》。《伤寒论》小青龙汤，原有五种加法，而独无加石膏之例。因当时无当加石膏之病也。至著《金匮》时，则有小青龙加石膏汤矣，想其时已现有当加石膏之病也。忆愚弱冠时，见医者治外感痰喘证，但投以小青龙汤原方即可治愈。后数年愚临证遇有外感痰喘证，但投以小青龙汤不效，必加生石膏数钱方效。又迟数年必加生石膏两许，或至二两方效。由斯知为医者当随气化之转移，而时时与之消息，不可拘定成方而不知变通也。(《医学衷中参西录·温病门·风温兼喘促》)

○ 天津公安局科长康国屏之幼女小卿，年九岁，于孟秋得温病兼大气下陷。

[病因] 因得罪其母惧谴谪，藏楼下屋中，屋窗四敞，卧床上睡着，被风吹袭遂成温病。

[证候] 初得病时服药失宜，热邪内陷，神昏不语，后经中西医多位诊治二十余日，病益加剧，医者见病危已至极点，皆辞不治。继延愚为诊视，其两目上窜，几不见黑睛，精神昏愦，毫无知觉，身体颤动不安，时作嗳声，其肌肤甚热，启其齿见其舌缩而干，苔薄微黄，偶灌以水或米汤犹知下咽，其气息不匀，间有喘时，其脉数逾六至，左部细而浮，不任重按，右部亦弦细，重诊似有力，大便旬日未行。

[诊断] 此外感之热久不退，灼耗真阴，以致肝脏虚损，木燥生风而欲上脱也。当用药清其实热，滋其真阴，而更辅以酸收敛肝之品，庶可救此极危之证。

[处方] 生石膏（轧细）二两，野台参三钱，生怀地黄一两，净萸肉一两，生怀山药六钱，甘草二钱。

共煎汤两大盅，分三次温饮下，每次调入生鸡子黄一枚。

[方解] 此方即白虎加人参汤，以生地黄代知母，生山药代粳米，

而又加萸肉也。此方若不加萸肉为愚常用之方，以治寒温证当用白虎加人参汤而体弱阴亏者，今加萸肉借以收敛肝气之将脱也。至此方不用白虎汤加减，而必用白虎加人参为之加减者，因病至此际，非加人参于白虎汤中不能退其深陷之热，复其昏愦之神明也。此理参观药物讲义人参解后所附医案自明。

复诊 将药三次服完，目睛即不上窜，身体安稳不复颤动，噯声已止，气息已匀，精神较前明了而仍不能言，大便犹未通下，肌肤犹热，脉数已减，不若从前之浮弦，而右部重诊仍似有力，遂即原方略为加减，俾再服之。

[**处方**] 生石膏（轧细）两半，野台参三钱，生怀地黄一两，净萸肉六钱，天冬六钱，甘草二钱。

共煎汤两盅，分两次温饮下，每次调入生鸡子黄一枚。

三诊 日服药一剂，连服两日，热已全退，精神之明了似将复原，而仍不能言，大便仍未通下，间有努力欲便之象，遂用灌肠法以通其便。再诊其脉，六部皆微弱无力，知其所以不能言者，胸中大气虚陷，不能上达于舌本也。宜于大剂滋补药中，再加升补气分之品。

[**处方**] 生怀山药一两，大甘枸杞一两，沙参一两，天冬六钱，寸麦冬六钱，生箭芪三钱，野台参三钱，升麻一钱，桔梗一钱。

共煎汤一盅半，分两次温服下。

[**效果**] 将药煎服两剂，遂能言语，因即原方去升麻减沙参之半，再加萸肉、生麦芽各三钱，再服数剂以善后。

[**说明**] 医者救危险将脱之证喜用人参，而喻嘉言谓气若上脱，但知重用人参转令人气高不返，必重用赭石辅之始能奏效，此诚千古不磨之论也。此方中之用人参原非用其救脱，因此证真阴大亏，惟石膏与人参并用，独能于邪火炽盛之时立复真阴，此白虎加人参汤之实用也。至于萸肉，其补益气分之力远不如参，而其挽救气分之上脱则远胜于参。诚以肝主疏泄，人之元气甚虚者，恒因肝之疏泄过甚而上脱，重用萸肉

以敛肝使之不复疏泄，则元气之欲上脱者即可不脱，此愚屡次用之奏效而确知其然者也。(《医学衷中参西录·温病门·温病兼大气下陷》)

呕　吐

《续名医类案》载许宣治一儿十岁，从戏台倒跌而下，呕吐苦水，绿如菜汁。许曰：此"胆倒"也，胆汁倾尽则死矣。方用温胆汤，加枣仁、代赭石，正其胆腑。可名正胆汤，一服吐止。按：此证甚奇异，附载于此，以备参考。(《医学衷中参西录·治呕吐方·薯蓣半夏粥》)

中　风

○有姻家王姓童子，十二三岁，于晨起忽左半身手足不遂，知其为痰瘀经络，致气血不能流通也。时蓄有自制半夏若干，及所采武帝台旋覆花若干，先与以自制半夏，俾为末徐徐服之，服尽六两，病愈弱半，继与以武帝台旋覆花，俾其每用二钱半，煎汤服之，日两次，旬日痊愈。

盖因其味咸而兼辛，则其利痰开瘀之力当益大，是以用之有捷效也。夫咸而兼辛之旋覆花，原为罕有之佳品，至其味微咸而不甚苦者，药房中容或有之，用之亦可奏效。若并此种旋覆花亦无之，用此方时，宜将方中旋覆花减半，多加赭石数钱，如此变通其方亦权可奏效也。

或问：人之呼吸惟在肺中，旋覆代赭石汤证，其痞硬在于心下，何以妨碍呼吸至噫气不除乎？答曰：肺者发动呼吸之机关也，至呼吸气之所及，非仅在于肺也，是以肺管有分支下连于心，再下则透膈连于肝，再下则由肝连于包肾之脂膜以通于胞室（胞室男女皆有），是以女子妊子其脐带连于胞室，而竟能母呼子亦呼，母吸子亦吸，斯非气能下达之明征乎？由斯知心下痞硬，所阻之气虽为呼吸之气，实自肺管分支下达之气也。(《医学衷中参西录·太阳病旋覆代赭石汤证》)

张锡纯
用赭石

血 证

○ 一童子，年十三，从愚读书。一日之间衄血四次。诊其脉甚和平，询之亦不觉凉热。为此证热者居多，且以童子少阳之体，时又当夏令，遂略用清凉止血之品，衄益甚，脉象亦现微弱，遂改用此汤（温降汤：干姜、白术、清半夏各三钱，生怀山药六钱，生赭石细末四钱，生杭芍、生姜各二钱，厚朴钱半。编者注），一剂而愈。

或问：此汤以温降为名，用药宜热不宜凉矣。乃既用干姜之热，复用芍药之凉，且用干姜而更用生姜者何也？答曰：脾胃与肝胆，左右对待之脏腑也。肝胆属木，中藏相火，其性恒与热药不宜。用芍药者，所以防干姜之热力入肝也。且肝为藏血之脏，得芍药之凉润者以养之，则宁谧收敛而血不妄行。更与生姜同用，且能和营卫，调经络，引血循经，此所以用干姜又用生姜也。（《医学衷中参西录·治吐衄方·温降汤》）

○ 一童子，年十三四，吐血数日不愈，其吐之时，多由于咳嗽。诊其脉甚迟濡，右关尤甚。疑其脾胃虚寒，不能运化饮食，询之果然。盖吐血之证，多由于胃气不降。饮食不能运化，胃气即不能下降。咳嗽之证，多由于痰饮入肺；饮食迟于运化，又必多生痰饮，因痰饮而生咳嗽，因咳嗽而气之不降者，更转而上逆，此吐血之所由来也。为拟此汤（温降汤：干姜、白术、清半夏各三钱，生怀山药六钱，生赭石细末四钱，生杭芍、生姜各二钱，厚朴钱半。编者注），一剂血止，数剂咳嗽亦愈。（《医学衷中参西录·治吐衄方·温降汤》）

○ 一童子，年十四，陡然吐血，一昼夜不止，势甚危急，其父通医学，自设有药房亦束手无策。时愚应其邻家延请，甫至其材，急求为诊视。其脉洪长，右部尤重按有力，知其胃气因热不降，血随逆气上升也。为拟此汤（寒降汤：生赭石六钱，清半夏三钱，蒌仁四钱，生杭芍四钱，竹茹三钱，牛蒡子三钱，粉甘草钱半。主治吐血、衄血。编者注），一剂而愈，又

服一剂，脉亦和平。（《医学衷中参西录·治吐衄方·寒降汤》）

○ 又有他学校中学生，年十四岁，吐血数日不愈。其吐血之时，多由咳嗽，诊其脉象迟濡，右关尤甚。疑其脾胃虚寒，不能运化饮食，询之果然。盖吐血之证，多由于胃气不降，饮食不能运化。胃气即不能下降，咳嗽之证，多由于痰饮入肺，饮食迟于运化，又必多生痰饮，因痰饮而生咳嗽，因咳嗽而气之不降者，更转而上逆，此吐血之所由来也。亦投以温降汤（干姜、白术、清半夏各三钱，生怀山药六钱，生赭石细末四钱，生杭芍、生姜各二钱，厚朴钱半。编者注），一剂血止，接服数剂，饮食运化，咳嗽亦愈。（《医学衷中参西录·干姜解》）

○ 岁在壬寅，训蒙于邑北境刘仁村庄，愚之外祖家也。有学生刘玉良者，年十三岁，一日之间衄血四次。诊其脉甚和平，询其心中不觉凉热。为衄血之证，热者居多，且以童子少阳之体，时又当夏令，遂略用清凉止血之品。衄益甚，脉象亦现微弱。知其胃气因寒不降，转迫血上溢而为衄也（《内经》谓阳明厥逆，衄呕血）。投以温降汤（方载三期二卷，系干姜、白术、清半夏各三钱，生怀山药六钱，生赭石细末四钱，生杭芍、生姜各二钱，厚朴钱半），一剂即愈。（《医学衷中参西录·干姜解》）

喉痹

○ 愚在籍时，有姻家刘姓童子，年逾十龄，咽喉肿疼，胸中满闷阻塞，剧时呼吸停顿，两目上翻，身躯后挺。然细审其所以呼吸停顿者，非因咽喉阻塞，实因胸膈阻塞也。诊其脉微细而迟，其心中常觉发凉，有时其凉上冲，即不能息，而现目翻身挺之象。即脉审证，知系寒痰结胸无疑。其咽喉肿疼者，寒痰充溢于上焦，迫其心肺之阳上浮也。为拟方，生赭石细末一两，干姜、乌附子各三钱，厚朴、陈皮各钱半。煎服一剂，胸次顿觉开通，咽喉肿疼亦愈强半。又服两剂痊愈。（《医学

第四节　外科医案

疮　疡

〇一人，当上脘处发疮，大如核桃，破后调治三年不愈。疮口大如钱，觉自内溃烂，循胁渐至背后，每日自背后以手排挤至疮口，流出脓水若干。求治于愚，自言自患此疮后，三年未尝安枕，虽卧片时，即觉有气起自下焦上逆冲心。愚曰：此即汝疮之病根也。俾用生芡实一两，煮浓汁送服生赭石细末五钱，遂可安卧。又服数次，彻夜稳睡。盖气上逆者，乃冲气之上冲，用赭石以镇之，芡实以敛之，冲气自安其宅也。继用拙拟活络效灵丹（在第四卷：当归五钱，丹参五钱，生明乳香五钱，生明没药五钱。若为散，一剂分作四次服，温酒送下。主治气血凝滞，癥瘕，心腹疼痛，腿疼臂疼，内外疮疡，一切脏腑积聚。编者注），加生黄芪、生赭石各三钱煎服，日进一剂，半月痊愈。（《医学衷中参西录·治喘息方·参赭镇气汤》）

第五节　五官科医案

眼　病

〇甘肃马姓，寓天津英租界安居里，有女十七岁。自十六岁秋际，因患右目生内障，服药不愈，忧思过度，以致月闭。自腊月服药，直至次年孟秋月底不愈。其兄向为陆军团长，时赋闲家居，喜涉阅医书。见愚新出版五期《衷中参西录》，极为推许。遂来寓问询，求为诊治。其人体质瘦弱，五心烦热，过午两颧色红，灼热益甚，心中满闷，饮食少许，即停滞不下，夜不能寐。脉搏五至，弦细无力。为其饮食停滞，夜不能寐，投以资生通脉汤（炒白术三钱，生怀山药一两，生鸡内金二钱，龙眼肉六钱，净山萸肉四钱，枸杞子四钱，玄参三钱，生杭芍三钱，桃仁二钱，红花一钱半，甘草二钱。主治室女月闭血枯，饮食减少，灼热咳嗽。编者注），加生赭石（研细）四钱，熟枣仁三钱，服至四剂，饮食加多，夜已能寐，灼热稍退，遂去枣仁，减赭石一钱，又加地黄五钱，丹皮三钱，服约十剂，灼热大减。又去丹皮，将龙眼肉改用八钱，再加怀牛膝五钱。连服十余剂，身体浸壮健。因其月事犹未通下，又加䗪虫五枚、樗鸡十枚。服至五剂，月事已通。然下者不多，遂去樗鸡、地黄。加当归五钱，俾服数剂，以善其后。（《医学衷中参西录·治女科方·资生通脉汤》）

○愚在奉时，有高等检察厅书记官徐华亭，年逾四旬，其左目红胀肿疼，入西人所设施医院中治数日，疼胀益甚。其疼连脑，彻夜不眠。翌晨视之，目上已生肉螺，严遮目睛。其脉沉部有力，而浮部似欠舒畅，自言胸中满闷且甚热。投以调胃承气汤加生石膏两半，柴胡二钱，下燥粪若干，闷热顿除，而目之胀疼如故。再诊其脉，变为洪长，仍然有力。恍悟其目之胀疼连其脑中亦觉胀疼者，必系脑部充血，因脑而病及于目也。急投以拙拟建瓴汤（生怀山药一两，怀牛膝一两，生赭石八钱，生龙骨六钱，生牡蛎六钱，生怀地黄六钱，生杭芍四钱，柏子仁四钱。若大便不实者去赭石，加建莲子三钱。若畏凉者，以熟地易生地。编者注），服一剂，目脑之疼胀顿愈强半。又服二剂，痊愈。至其目中所生肉螺，非但服药所能愈。点以拙拟磨翳药水，月余其肉螺消无芥蒂。（《医学衷中参西录·论目疾由于脑充血者治法》）

牙　痛

○王姓，年三十余，住天津东门里二道街，业商，得牙疼病。

[病因] 商务劳心，又兼连日与友宴饮，遂得斯证。

［证候］其牙疼甚剧，有碍饮食，夜不能寐，服一切治牙疼之药不效，已迁延二十余日矣。其脉左部如常，而右部弦长，按之有力。

［诊断］此阳明胃气不降也。上牙龈属足阳明胃，下牙龈属手阳明大肠。究之胃气不降肠中之气亦必不降，火随气升，血亦因之随气上升，并于牙龈而作疼，是以牙疼者牙龈之肉多肿热也。宜降其胃气兼引其上逆之血下行，更以清热之药辅之。

［处方］生赭石（轧细）一两，怀牛膝一两，滑石六钱，甘草一钱。煎汤服。

［效果］将药煎服一剂，牙疼立愈，俾按原方再服一剂，以善其后。

［说明］方书治牙疼未见有用赭石、牛膝者，因愚曾病牙疼以二药治愈，后凡遇胃气不降致牙疼者，方中必用此二药。其阳明胃腑有实热者，又恒加生石膏数钱。（《医学衷中参西录·头部病门·牙疼》）

○愚素无牙疼病。丙寅腊底，自津回籍，……因感冒风寒，觉外表略有拘束，抵家后又眠于热炕上，遂陡觉心中发热，继而左边牙疼。因思解其外表，内热当消，牙疼或可自愈。服西药阿斯匹林一瓦半（此药原以一瓦为常量），得微汗，心中热稍退，牙疼亦觉轻。迟两日，心中热又增，牙疼因又剧。方书谓上牙龈属足阳明，下牙龈属手阳明，愚素为人治牙疼有内热者，恒重用生石膏少佐以宣散之药清其阳明，其牙疼即愈。于斯用生石膏细末四两，薄荷叶钱半，煮汤分两次饮下，日服一剂。两剂后，内热已清，疼遂轻减。翌日因有重证应诊远出，时遍地雪深三尺，严寒异常，因重受外感，外表之拘束甚于初次，牙疼因又增剧，而心中却不觉热。遂单用麻黄六钱（愚身体素强壮是以屡次用药皆倍常量，非可概以之治他人也），于临睡时煎汤服之，未得汗。继又煎渣再服，仍未得汗。睡至夜半始得汗，微觉肌肤松畅，而牙疼如故。剧时觉有气循左侧上潮，疼彻辅颊，且觉发热。有时其气旁行，更疼如锥刺。恍悟此证确系气血挟热上冲，滞于左腮，若再上升至脑部，即为脑充血矣。遂用怀牛膝、生赭石细末各一两煎汤服之，其疼顿愈，分毫不复觉疼，且从前头面畏风，从此亦不复畏风矣。盖愚向拟建瓴汤 [生怀山药一两，怀牛膝一两，生赭石八钱，生龙骨六钱，生牡蛎六钱，生怀地黄六钱，生杭芍四钱，柏子仁四钱。若大便不实者去赭石，加建莲子（去心）三钱。若畏凉者，以熟地易生地。编者注] 用治脑充血证甚效，方中原重用牛膝、赭石，今单用此二药以治牙疼，更捷如影响，此诚能为治牙疼者别开一门径矣，是以详志之。(《医学衷中参西录·自述治愈牙疼之经过》)

○ 袁霖普君，素知医，时当季春，牙疼久不愈，屡次服药无效。其脉两寸甚实，俾用怀牛膝、生赭石各一两，煎服后，疼愈强半，又为加生地黄一两，又服两剂，遂霍然痊愈。(《医学衷中参西录·牛膝解》)